獨活女子的守則

朝井麻由美 著

楊明綺 譯

享受吧！

一個人的絕對自由、超級自在!!

ソロ活女子のススメ

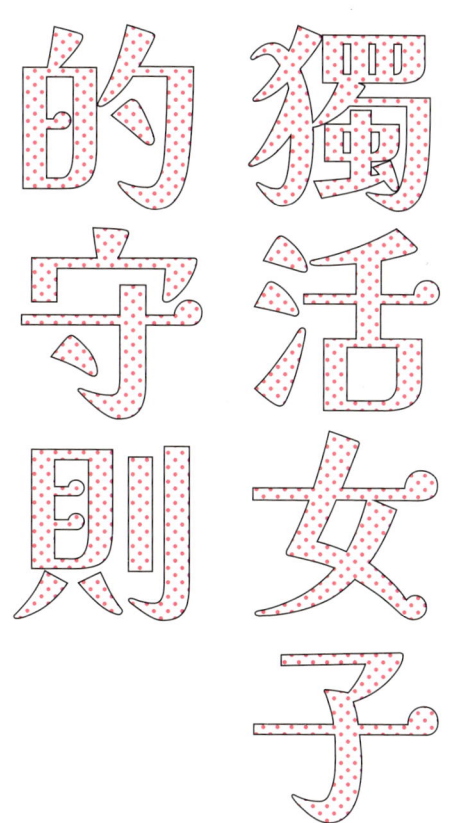

找到適合你的精彩！

獨活類型診斷表

START

獨活對你來說：
① 有經驗，有很多想挑戰的獨活
② 初次接觸，今後想挑戰看看

①

比起安穩，
更想追求刺激類型

NO

YES

想拍出最讚的照片，
上傳 IG ！

NO

YES

G 類型

②

自己應該是屬於：
① 晨型人／② 夜貓子

②

①

自己應該是屬於：
① 戶外派／② 宅居派

②

①

週末假日
就想安排活動

NO

YES

F 類型

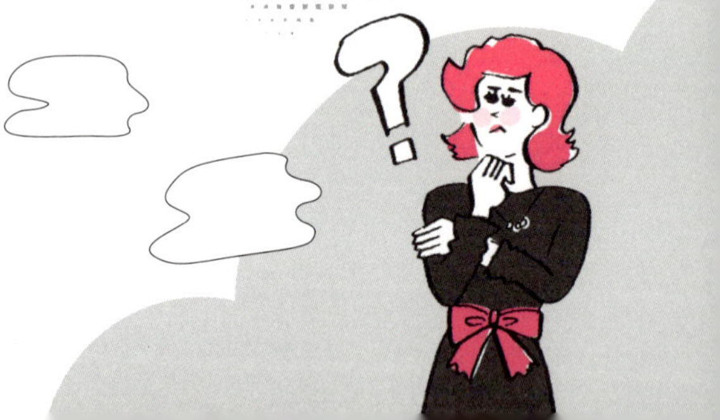

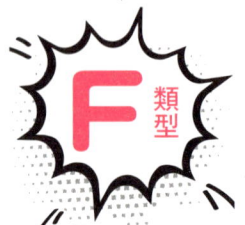

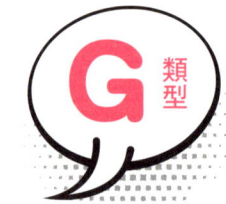

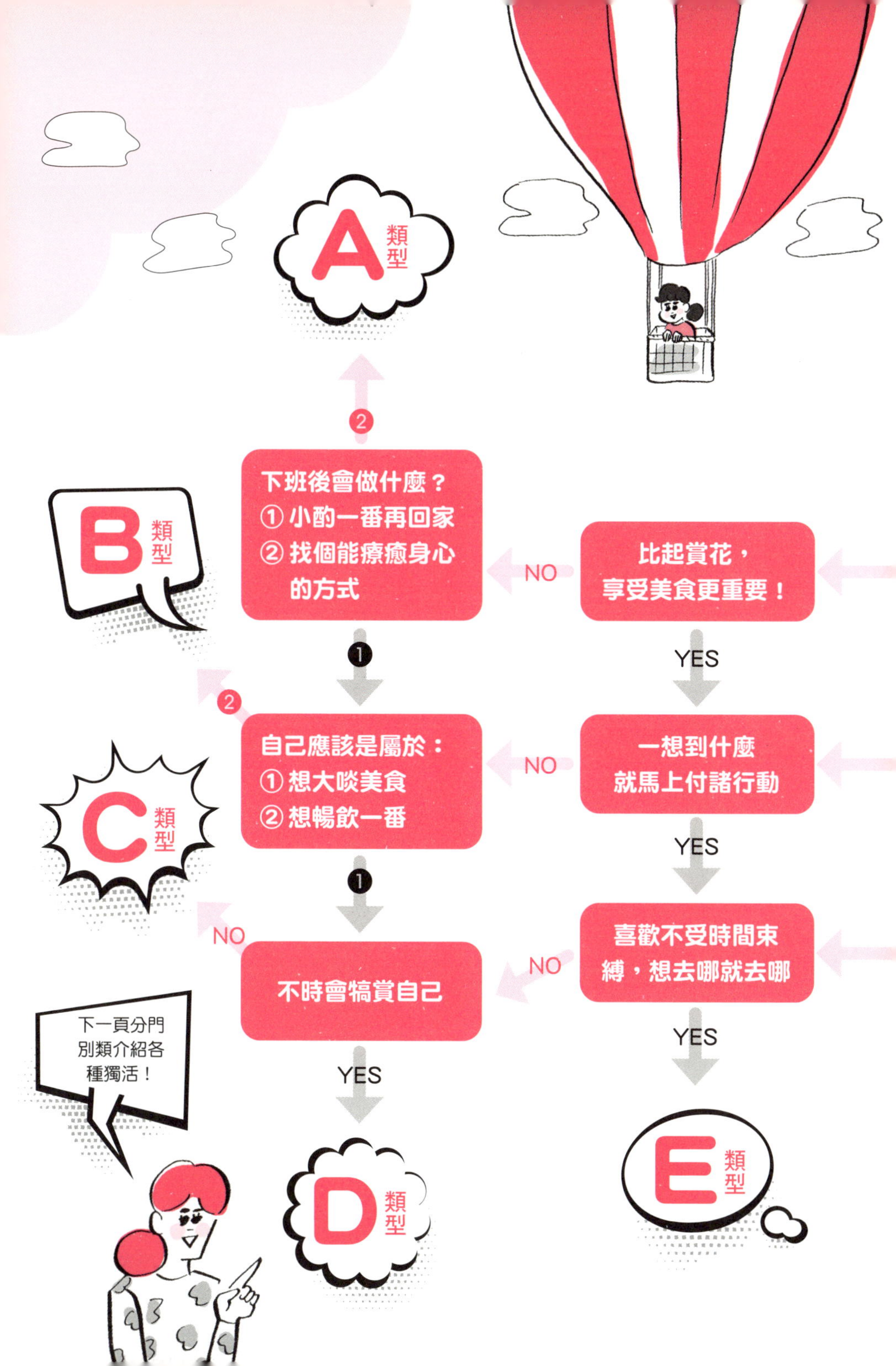
A類型
B類型
C類型
D類型
E類型
比起賞花，
享受美食更重要！
YES
NO
一想到什麼
就馬上付諸行動
YES
NO
喜歡不受時間束
縛，想去哪就去哪
YES
NO
下班後會做什麼？
① 小酌一番再回家
② 找個能療癒身心
的方式
1
2
自己應該是屬於：
① 想大啖美食
② 想暢飲一番
1
2
不時會犒賞自己
YES
NO
下一頁分門
別類介紹各
種獨活！

A類型

悠閒類獨活！

是否被滿天星空和可愛貓咪療癒，而忘卻每天的疲憊呢？也很推薦一個人高唱 KTV，釋放壓力喔！

B類型

暢飲類獨活！

喜歡一個人小酌，從千圓買醉到能眺望夜景的飯店酒吧，體驗各種場所的氛圍，找到最自在的一個人暢飲方式！

C類型

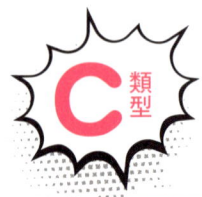

美食類獨活！

算是比較容易，也沒那麼傷荷包的獨活。無論是吃個牛丼，還是發薪日稍微奢侈一下，享受美味壽司。光是思索自己要吃什麼就很興奮！

D類型

特殊體驗類獨活！

預約豪華飯店的下午茶、法式料理套餐，犒賞一下自己。為了明天也要繼續努力，就來一次奢華體驗吧！

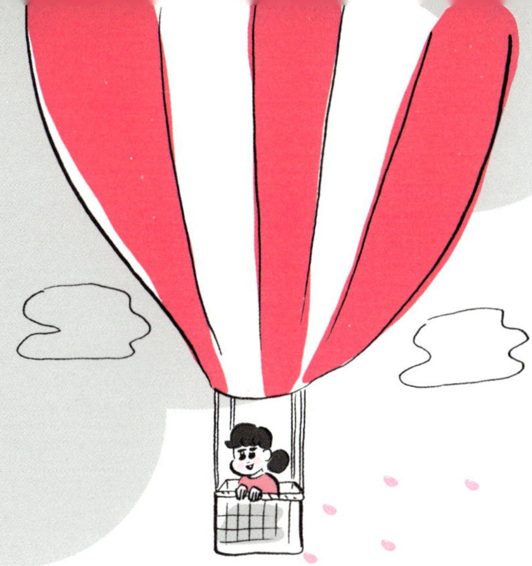

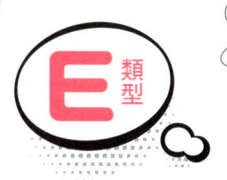

E 類型

隨心所欲類獨活！

一個人旅行的最大好處就是「不受時間束縛，想去哪就去哪」，一個人悠閒泡溫泉是最大享受！

F 類型

活躍類獨活！

週末假日想來點比較刺激、有挑戰性的活動，那就去打保齡球、去迪士尼挑戰所有刺激的遊樂設施如何？

G 類型

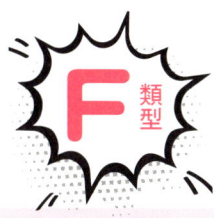

挑戰類獨活！

想為一般獨活已無法滿足的你，介紹幾種終極獨活方式，肯定會讓你在社群媒體上大放異彩，挑戰難度最高的獨活吧！

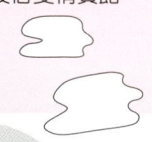

前言

「討厭被定型、孤傲，容易被認為是難搞的怪人。」星座書上這麼寫，這些似乎是水瓶座的特色。當我（水瓶座）猛點頭，一臉滿足地翻閱時，瞧見其他頁也有寫我，「神經質，有潔癖」這是形容處女座，「不喜歡被束縛，只想逃離麻煩的人際關係」這是形容射手座，根本都是在說我，那我到底是什麼星座呢？

其實大部分人都討厭被約束、神經質又難搞。更具體地說，人們大多都隨興、優柔寡斷，又不服輸，對某些點特別執著，害怕寂寞卻又喜歡獨處。

雖然每個人喜歡獨處的程度大不相同，但應該都是屬於「不能沒有屬於自己的時間」的人。算命時，要是被這麼說肯定會大表贊同：「沒錯！」對於「害怕寂寞」與「喜歡獨處」的占比，有人是一比九九，有人是四九比五一，也有人是九九比一。大家應該都覺得：「是啊，我怕寂寞，卻又喜歡獨處吧。」（順帶一提，我這兩者的占比是一比九九）。

忘了是哪首歌這麼唱到：「男人有著屬於自己的世界。」其實女人也是啊。無論男女，每個人都有屬於自己的世界。

這本書彙整非常喜歡獨處的我一個人去各地遊玩時，發現如何獨自遊玩的訣竅與心得。我把這些一個人獨自進行的活動稱為「獨活」（ソロ活），除了談到獨活的好處之外，也會探討為什麼一個人這麼做會很難為情、容易在意別人的目光。總之，我想說的是一個人真的很愉快，很開心，也很美好。

想探索「獨活究竟是怎麼回事」，沉浸在個人世界的人，請閱讀第一章到第三章。想現在就立刻一個人出門遊玩的人請參閱第四章，裡面有依難易度區分的三十種獨活方式。想了解一些獨活的小撇步，請參考頁面下方的資訊。或許閱讀這本書，可以讓你的獨處時光變得更愉快、幸福和精彩。

朝井麻由美

目次

第二章 關於「一個人很難為情」這問題

第一章

獨活的好處

大方享受「一個人」的自由自在

五年前的夏天，有個網站問我有沒有意願開闢以「一個人」為題的專欄。專欄旨在啟發人們「獨活」的樂趣，也就是享受獨處的樂趣。

在此之前，我並沒有大聲嚷嚷自己很喜歡獨處，邀請開闢專欄的編輯卻說：「總覺得朝井小姐很適合寫這主題。」原來如此，我的確很適合。從此，我每天都在思考關於「獨活」這件事。

專欄開始連載前，我已在社會上打滾多年，又是工作型態很自由的文字工作者，所以工作累了，想休息就休息，加上手頭還算寬裕，也就盡情享受一個人吃喝玩樂的生活。然而，我並未大聲宣揚「一個人」有多好，也不會特別意識到「一個人」這件事。因為我打從心裡認為，一個人生活是再理所當然不過的事。

仔細思考「一個人」後明白的事

關於寫「一個人」為題的專欄……。我的確喜歡獨處，也常常一個人四處遊玩。不，等等，我幾乎每天都一個人到處玩，不是嗎？思忖片刻後，我終於意識到獨活早已是我生活的一部分，所以從沒想過這可以成為專欄內容。

然而，當我開始寫作時，那些在記憶深處的故事不斷湧現出來。發現自己現在太享受一個人的生活，完全忘了自己也曾覺得「一個人」很寂寞。我曾徘徊在店門口，不敢現在一個人進去吃拉麵，也有過沒勇氣一個人去吃燒肉而淚濕枕頭的夜晚，或是覺得自己必須「和大家一起」，不能沒有很多朋友才行。我心裡曾

推薦獨活場所：一個人划船，運動健身！
獨自划著船，不斷前行，有種小小的成就感。要是池子裡空無一人，還能享受到自己專屬的爽快感。

對於「一個人」這件事有太多消極的偏見。

不想自嘲「一個人」

剛開始連載獨活專欄時，多是以自嘲口吻探討關於「一個人的生活」、「無法融入像『現充』那樣閃閃發光的世界」等議題。後來，陸續有雜誌、書籍推出稱頌一個人有多快活的特輯，才逐漸催生「萬歲！一個人好自在」的氛圍。但我記得自己開始撰寫獨活專欄時，自嘲風氣仍比較常見。

「我也想和大夥打成一片，但就是沒辦法，只能獨自窩在角落畫圈圈。」起初泰半抱持這般態度寫專欄的我，總覺得這樣寫大家會覺得比較有趣，也沒想太多。但某一天，我突然察覺自嘲這件事，不就是認為自己正處於錯誤狀態中，才會出現的行為嗎？

當然，自嘲也是一種不惹周遭反感的生存策略；且不可否認「懂得示弱」，能讓人際關係較圓融。

但即便如此，無論出於什麼目的，一旦採取自嘲的態度，就等於認同「一個人＝寂寞＝不好」、「和大夥打成一片＝快樂＝好」的前提了。明明只是喜歡一個人生活，如果連自己都自嘲，那就失去意義了。

肯定「一個人」後，就更能享受獨活

現在回想，那時我的心裡並存著「無法和大夥打成一片的我好慘」、「一個人自在又快活」的矛盾心情。

但隨著專欄的連載，我感受到自己真的很享受一個人的生活，也就不再覺得無法融入群體的自己有多卑微了。「明明很喜歡獨處的自在感，卻自嘲這樣的自己」，曾經歷此矛盾心情而煩惱不已的我，找到了這樣的路：「仔細想想，一個人也沒什麼不好啊！」「我要大聲說，我就是喜歡獨處！」這就是現在的我。

推薦獨活場所：一個人拍貼，邂逅不一樣的自己！
有些店可借用化妝工具、假髮和服裝。即使是素顏，再用美顏效果修一下，也能拍出不錯的照片。

我希望「一個人」這件事能被肯定，也肯定這樣的自己。其實只要大方表示「喜歡一個人」，感覺就像是卸下了某種束縛，變得無比舒爽。

無論是「眾樂樂派」還是「獨樂樂派」，歡迎來到獨活之森！

「考量到想輕鬆嘗試獨活的人也會看這本書，最好別寫些太消極的事。」負責這本書的編輯戳中我的痛處，因為我是那種旁人不提醒，就會一直發牢騷的人。

但傷腦筋的是，我的獨活人生本來就是始於無法融入群體，非常消極的心態，所以要是不觸及這些事，我要如何講述獨活這件事呢？然而，我並不想否定「和大夥打成一片」這件事。當我說自己「喜歡獨處」時，往往會被以為是討厭所謂的「現充」。但最近比起「現充」，更流行的說法應該是「派對咖」或「陽角」。

「派對咖」、「現充」是獨活的死對頭？

總之，人類是喜歡將兩種完全不同的東西以「對立結構」來表現的生物。例如哥吉拉vs.摩斯拉、蘑菇山vs.竹筍里、現充vs.獨行俠。然後，「我也是獨行俠！那些現充有夠討人厭！對吧？」有些自稱是獨行俠的人總喜孜孜地要我附和。

但是，正因為有人喜歡熱鬧，才會有人想要獨活；倘若地球上沒人喜歡和別人往來，也就沒有獨活這回事，也不會有這本書了。無論是喜歡熱鬧還是喜歡一個人，都能和平共存於彼此的森林。我希望自己盡量抱持「魔法公主」的心態。住在眾樂樂森林的人若是覺得厭倦了，可以不時來獨活森林玩。來吧！歡迎來到獨活之森。

因此，就算我寫了些消極的內容，也只是我個人的感受。希望讀者閱讀時，「原來這個人有這樣的煩惱啊！哈哈哈！」笑看我寫的東西就行了。

學生時代的我無法融入團體生活，也沒有那種「畢業後也要常常聯絡喔」的手帕交。我也沒有受邀出席誰的婚禮，就連曾經短暫要好的同學，竟是透過臉書才得知她結婚的消息。什麼嘛！真是太不夠意思了。他們可能也是為我著想，認為就算邀請我去，也肯定會因為沒有認識的人而不自在吧。我選擇盡可能積極接受這一切，堅強地生活。

總之，我的獨活就是從如何笑看這一切開始的。

推薦獨活場所：一個人挖蛤，當作隔天的食材！
一個人默默挖蛤，有著樸實的趣味。大家忙著低頭挖東西，就算是一大群人一起去，也是個別作業，所以一個人去也不顯突兀。

能了解自己喜好的「獨活療法」

藉由獨活可以更了解自己，提升自信，懂得愛自己，這稱為「獨活療法」（ソロ活セラピー），你聽過嗎？我想應該沒人聽過，因為這是我剛剛才創造的詞。

我認為獨活多少具有這種心靈療效。

你清楚了解自己的「喜好」嗎？

我想先從「了解自己」這一點著手。究竟這個世界上，有多少人清楚了解自己喜歡什麼、討厭什麼呢？我想十人當中也許沒有一個，不，甚至一百人當中也沒有一個吧。

當然，每個人都能說出個大概，像是喜歡流行時尚、喜歡美妝，或是喜歡閱讀等。那麼，你可以具體說明這個喜歡是什麼樣的喜歡嗎？

例如「喜歡流行時尚」，是喜歡流行時尚的什麼？喜歡買衣服嗎？喜歡上社群網站欣賞別人的穿搭？還是喜歡秀自己的穿搭風格？或是觀察街上行人的裝扮？想當服飾店店員？還是想自己設計？光是「喜歡流行時尚」這句話就有這麼多意思。

一個人的休假日，無事可做是一大問題

另一方面，能明確說出自己為何討厭或不擅長某件事的人也很少。這麼說來，我們對自己喜歡什麼和討厭什麼的認知還真低。如果對喜歡和討厭的理解不

推薦獨活場所：即使沒結婚計畫，也能一個人逛婚紗展①
其實一個人逛婚紗展也 OK。因為是為了宣傳婚禮魅力而舉行的活動，所以也歡迎近期沒結婚計畫的人來看展。

夠清晰，就會陷入「面對突如其來的休假日，不曉得要做什麼」的窘境。

「這週末突然有空，可是大家都在忙……難得週末放假，自己一個人要怎麼打發時間呢？」

如果不清楚自己的喜好，就很容易發生這種情況。但對於擅長獨活的人來說，遇到突如其來的休假日，可是普天同慶的好日子，開心都來不及。

可以去一直想看的美術展覽，或是去看想看的電影。一個人的休假日可是能把想做的事一件件完成的大好機會。

所以，了解自己的好惡真的很重要。平常就要不斷提升對自己的了解，是享受獨活的關鍵之一。說得更具體一點，這就是享受人生的訣竅。

透過累積獨活經驗值，提升自己的等級

對自己好惡的了解，是一種會隨著獨活經驗值增加而提升的東西。當你一個

人去某個地方或做某事時，必須直接面對獨活的內容，因此和別人在一起時不曾注意的事，也自然會注意到。

例如一個人去燒肉店，因為沒有聊天的對象，只能專注在「吃燒肉」這行為上。當可以自己選擇要點什麼菜時，以前沒有注意到的自己的好惡與堅持，都會變得更清楚。

還記得我第一次獨自去吃燒肉時，發現我完全不清楚自己的喜好。翻到菜單上牛舌這一頁時，突然意識到「我好像沒那麼喜歡吃牛舌……現在只有我一個人，不必點牛舌，來份牛五花吧。」這才驚訝地發現，原來我從未想過自己喜歡吃肉品的哪個部位。

畢竟和一群人吃燒肉時，總是有人會說一句：「先來份牛舌。」就這樣成了不成文的規定。總之，不是「先來杯啤酒」就是「先來份牛舌」。一直以來，我從未對「先來份牛舌」這句話有任何疑問。但開始獨活後，我會思索自己的每個

推薦獨活場所：即使沒結婚計畫，也能一個人逛婚紗展②
可以試穿婚紗，也可以試吃喜宴菜色。不妨大方表示：「雖然目前沒有結婚打算，但想先了解一下這方面的事。」

行為，也能好好思考後再做決定。

「做就對了！」獨活的集點活動

一個人去吃燒肉，就會專注在吃肉一事，對於味道的印象也就比平常來得強烈。即使過了好幾天，還能清楚記得哪個部位的肉特別美味。如果是跟別人一起去吃燒肉，彼此之間的對話占據了記憶，也就記不清楚自己吃了什麼。

不僅是食物，其他事情、活動也是如此。跟別人一起出去時，總是需要花時間交流；而當只有一個人時，「在那個地方度過時間」就是目的。這樣一來，就會直接面對那個地方和活動內容。因此，自己喜歡什麼或不喜歡什麼，以及對那個地方或食物的看法，都會變得更加鮮明。這會帶來很多好處，當面對一個人的休息日時，更容易找到很多自己想做的事情。

每當我一個人去未曾去過的地方，嘗試未曾體驗過的事情時，腦海中就會有一種「集點」的感覺。每當「從沒做過的事」、「從沒去過的地方」在腦子裡被蓋上「完成」的印章時，就覺得自己變強了。曾懷疑自己是否能做到的事情，一旦嘗試了，就會發現自己竟然能做到。體驗到一次次的小成功後，我發現自己能一個人做到的事越來越多，自信就會倍增。

透過像這樣了解自我，享受獨活的地方就會越來越多，「不管任何地方都敢一個人去」的自信提升了自尊心，這就是「獨活療法」的架構。每一次的獨活，都讓人變得更強大。

推薦獨活場所：沒想到這活動很適合獨活！一個人搭乘人力車
在京都、鎌倉、淺草等觀光地區都有人力車，而且比想像中更常見。經常看到獨自旅行的觀光客搭乘人力車。

讓「一個人玩」也能很有趣的幾個想法

享受獨處時間的要點之一，就是想像自己在玩「扮家家酒」。也就是別認為「自己一個人，沒有聊天對象，所以很無聊」，而是去發想和創造只有一個人時才能體驗到的「樂趣」。

我一個人玩的心態，其實跟小時候玩莉卡娃娃、森林家族一樣。對我來說，一個人玩莉卡娃娃或扮家家酒都是理所當然的事。身為雙薪家庭獨生女的我，總是一個人在家，每天都幫莉卡娃娃換穿漂亮衣裳。

還記得在幼兒園時，害羞內向的我無法融入其他孩子，總是獨自窩在房間角落切玩具蔬菜。那時培養出的「一個人也能樂在其中的想像力」，成了現在能享受獨活人生的一大助力。

一個人玩的話，永遠是贏家

受到這段童年經歷的啟發，我決定嘗試一下的東西就是一個人玩「人生遊戲」。因為這真的帶給我非常愉快的時光，所以我想聊聊。或許你對此感到狐疑，但我是認真想聊聊。

我本來就不喜歡競爭，要是聽到別人說什麼「先搶先贏」之類的話，頓時就會失去幹勁。在玩「魔法氣泡」、「桃太郎電鐵」之類的遊戲時，我喜歡輕鬆打贏不太強的電腦對手。我喜歡玩遊戲，但不想和別人競爭，只想單純享受勝利的喜悅。即使是那種百分之百確定只會贏、不會輸的遊戲，我也樂在其中，就是純

推薦獨活場所：一個人也能做對戒送自己①
對戒是男女相愛的證明。做個對戒送給自己當禮物，如何？

粹因為「贏了」而開心。九〇年代有流行歌曲唱到「牆越高，爬上去的感覺越好」，但我不明白這種感覺到底哪裡好。如果不必努力就能贏，不是很好嗎？我不需要那種驚心動魄。

那麼，要是嘗試一個人玩好多人對戰的遊戲會怎麼樣呢？一個人玩的好處就是沒有對手，所以自己肯定是冠軍。不必努力就能獲勝，真是太好了。我是第一名，同時也是最後一名，但我會忽略這一點。

一直都是輪到我！永遠都是輪到我！

我玩的人生遊戲盒子上寫著「建議人數二到六人」，可惜廠商沒考量到一個人玩的情形，只能說那時代的觀念還沒這麼先進。

即便如此，我還是一個人玩，挑選車子造型的棋子，開始玩第一輪。沒想到一開始手邊的資金就少了五分之一，因為走到「在網咖歇腳，支付四千美金」這一格。明明一開始有五千美金，結果因為走到這一格，手邊只剩一千美金……。但仔細想想，就算我只剩一千美金，這場人生遊戲的第一名還是我，所以無須著急，安心進前就對了。付完錢，又輪到我了。畢竟，永遠都是輪到我。

在人生遊戲中思索人生

玩著玩著，我面臨被迫選擇出路。我瞅了眼下一格，寫著「即將成為社會新鮮人！」所以我現在是正在求職的學生囉。那之前走到的「在網咖歇腳」那一帶，大概是國中時期吧，帶著少少的零用錢到網咖玩。關於今後的出路選項，有模特兒之類工作運比較大起大落的「專業類別」，也有成為一般上班族的「商業類別」。既然是一個人玩人生遊戲，那就選個貼近現實的出路吧，我想盡情思索人生這玩意兒。我瞄到「商業類別」的下一格寫著：「部落格大受歡迎！獲得兩千美元」，我對此很感興趣。畢竟身為文字工作者，就算只是遊戲，也想提升部

推薦獨活場所：一個人也能做對戒送自己②
找一間可以體驗手作戒子的工坊。先用高溫燒熔金屬，然後敲打、打磨。不一定非得做對戒，做一只送自己也行。

落格點閱率。走到寫著「部落格大受歡迎！」的格子時，莫名覺得還真現實。這款人生遊戲忠實反映現今上班族除了正職之外，還會斜槓當部落客的社會風氣。

話說，轉盤始終轉不到 1，而且我在人生遊戲裡的部落格也沒什麼人氣，好悲哀。

一個人玩的妙趣，就是可以「妄想各種細節」

在那之後，我沒有走到任何賺到公司薪水的格子，而是走到「因為踩到大便，走狗屎運，獲得一萬五千美元」、「以前蒐集的貼紙高價賣出，獲得一萬美元」、「設計的吉祥物大成功！獲得四萬美元」等格子，就這樣獲得許多莫名其妙的收入。看起來是在公司工作得不怎麼樣，卻在網路上賺了大錢。這些細節，我都會好好思考。就像一開始所說的，這也是一種「扮家家酒遊戲」，一個人玩「人生的扮家家酒遊戲」。想像自己在這場人生遊戲中，為了什麼而哭，為了什麼而笑，又是為了什麼而努力活著，就是這遊戲的妙趣。

又玩了一會兒後，發生令人傻眼的情況，竟然要求情侶一起接受採訪。之前一個人玩這遊戲時，都沒遇過必須情侶一起進行的項目，這次是怎麼回事啊……。再繼續轉動轉盤，這次走到不得不止步了，上頭寫著「結婚」的格子。明明是一個人玩人生遊戲，卻結婚了。這款人生遊戲似乎要求所有人都必須在遊戲中結婚。明明許多設定都很寫實，卻在這一關失真了。在人生遊戲中的結婚率是百分之百，現實世界卻並非如此。

透過一個人玩遊戲，發現獨活的好處

情況開始變得動盪了。因為我用之前賺來的錢買房子、吃高級料理，手邊的資金也就越來越少，加上走到「因為個人因素辭職，成了自由業」這一格，眼看就快一貧如洗。但正因為碰上一連串倒楣事，更能突顯一個人玩的好處，因為就

推薦獨活點子：除了人生遊戲，也有不少可一個人玩的桌遊
「Shephy」、「NMBR9」等桌遊可以一個人玩，桌遊店或網路都有販售。

算沒錢也沒什麼好怕，反正不管發生什麼事，我都是第一名！一個人玩人生遊戲讓我意識到，自己平常因為與周遭的人比較，而不自覺地承受了那麼多壓力。

結果走到終點的我負債約六萬美元，因為即將走到終點時，我付了二十五萬美元移民火星。我明白自己肯定是在這場人生遊戲中，厭倦了競爭激烈的社會，對與人溝通交流感到疲憊，才會逃往火星吧。但無論是負債累累，還是移民火星，這場人生遊戲的優勝者還是我。

如果說群體生活是「忍受一些不適，並獲得巨大的快樂」，那麼我相信獨活就是「盡可能消除不適，得到最低限度的快樂就行了」。我不需要在人生遊戲中相互競爭並在緊張中獲勝的喜悅，也不需要面對他人並擁有良好人際關係的喜悅。我就是喜歡不必和別人爭個你死我活，也不會被傷害的一個人世界。

一個人唱KTV，好處多多

我想稍微系統性分析關於獨活的優點。我很久以前就主張，一個人去唱歌的好處遠超過多人一起去。可以說我是「一人KTV的激進派」。因為我極力主張一個人唱KTV絕對好處多多（參閱P.104），所以從沒想過找別人一起唱歌。

一個人可以盡情高唱超冷門歌曲

首先，一個人去KTV的前提是想唱自己喜歡的歌。所以要是不同於這前提，而是基於「想讓別人聽我唱歌，秀自己的歌喉」，那就另當別論，因為這種人非常適合和別人一起唱KTV。

當和其他人一起去唱KTV時，有多少機會能完全盡情地唱自己喜歡的歌呢？除非對方是特別親近的人，基本上我們會被迫選擇唱適合現場氣氛的歌。不可能唱那種排在專輯第八首，沒人聽過的超冷門歌曲。

而且就算是沒聽過的歌，也要跟著拍手、搖鈴鼓，裝作很嗨的樣子，忍著不滑手機，趁隙輸入一首自己想唱的歌……。總之，和別人去唱KTV多少有點「假裝」的成分。有時點了一首自己應該會唱的歌，結果開始唱了才發現其實不太會唱，只好卡歌，這也會有點尷尬。

一個人唱KTV不但能省去許多等待時間，還能多唱好幾首，這也是一大好處。假設一首歌約五分鐘，一個人唱一小時，就能高唱十二首左右；若是兩人同行，自己只能唱六首，三人同行的話，只能唱四首，四人結伴就只能唱三首了。

而且在這有限的三首歌中，還得挑選大家應該不陌生的歌，還真是一大壓力啊！

由此可見，和別人一起唱ＫＴＶ是多麼困難的事！

因此，我是高聲主張一個人唱ＫＴＶ最讚的激進分子。無奈至今還是得不到什麼共鳴，這是為什麼呢？

推薦獨活場所：一個人搭船感受季節變化・東京灣納涼船

一個人站在熱鬧的上層甲板好像有點突兀，但下層躺椅區幾乎沒什麼人，可以安靜享受美好時光。

雖然要考量花費，但CP值更重要

「獨活好像很花錢……」，每次被這麼質疑時，我往往無話可說。獨活確實在很多方面都比較花錢，無奈這就是世間常理。就像做一人份料理時，不管是肉、蔬菜還是調味料都很難只買一人份，因此常常用不完。至少廠商不會把一般罐裝蕃茄醬分裝成小瓶裝來販售。

花過最多錢的獨活

迄今為止，我花過最多錢的獨活就是租一輛豪華轎車。因為我想獨自體驗女孩們身穿禮服在車上開派對，「豪華轎車女子會」的感覺。這一切都是因為我想坐上夢寐以求的豪華轎車，而且既然要坐就要獨占整輛車，所以就預約了。

一般是十個人分擔一小時約三萬日圓的租車費用，所以一個人只需付三千日圓，但要是一個人承租就得負擔所有費用。儘管如此，「一人獨占寬敞的豪華轎車」這般奢侈體驗可是無價呢！

享受CP值高的獨活

難道所有獨活都得花很多錢嗎？要是有人問我這問題，我覺得不盡然。如果是吃飯喝酒，比起一大群人聚餐，往往一個人吃喝的花費比較少。畢竟一夥人聚

推薦獨活場所：出乎意料困難的一人流水素麵①
各地都有提供流水素麵的店。素麵流動的速度出乎意料的快，而且不太好撈，放在末端的容器一下子就積了不少麵。

餐通常都會續攤，不是嗎？要是一個人用餐的話，就不會有這問題。

以我為例，每次一個人去吃燒肉，平均花費是二千五百日圓（參閱P.137），便宜一點的，只需花費約一千五百日圓，而且不是那種標榜超便宜的店，而是一般燒肉店，真的很便宜，是吧？

因為盤子裡的肉全都進了自己的五臟廟，所以吃兩盤肉，喝杯飲料就飽了。既然只是為了吃肉而來，不必為了聊天而加點下酒菜或酒，而且也不會待很久，畢竟飲料費通常是為了「多待一會」而付的錢。

正是因為一個人，才能獲得的好處

我認為就時間成本來說，獨活的CP值很高。以唱KTV為例，一個人高歌三十分鐘就很滿足了；吃飯也是，在店裡待上一個小時就算久了。多出來的時間還能做別的事，這不就是一大好處嗎？畢竟錢只要努力賺就有，唯獨時間是有限的。

迪士尼樂園、迪士尼海洋、大阪環球影城等都有單人優惠（參閱P.183）。遊樂設施一般採雙人座，所以奇數人數去的話，就會多出一個位子，有些遊樂園便推出「單人優先乘坐制度」填補空位。

雖然目前推出這制度的遊樂園不多，但只要使用這制度，連五分鐘都不用等就能搭乘人氣超夯的遊樂設施，甚至還能搭乘十幾次迪士尼樂園的「飛濺山」，光是這樣就有「回本」的感覺。姑且不論想不想搭乘十幾次，所謂的CP值不單是指金錢與時間，拜這制度之賜，不必花時間排隊就能搭乘遊樂設施，心靈方面的CP值相當高。

推薦獨活場所：出乎意料困難的一人流水素麵②

也可以買一套流水素麵的道具，自己在家玩。因為負責倒麵與撈麵的都是自己，相當考驗反射神經。

就算有交往對象或已婚人士，也能獨活

曾有人聽到我說：「喜歡獨處。」就問我：「所以，你對戀愛沒興趣囉？」

我受邀上電視節目時也是，總會把我說的「喜歡獨處」、「一個人」、「獨活」等關鍵字連結到「單身」、「未婚率」、「孤獨死」等話題。甚至連我沒上過的電視節目也幾乎都想要我聊聊「已婚、未婚」之類的話題。

部分媒體就是偏好這樣的觀點：「因為喜歡獨處的年輕人越來越多，所以未婚率逐年攀升，導致日本的人口銳減。」彷彿單身就是幹了什麼壞事似的。

我想反駁這觀點。結婚生子是人生必經過程的觀念早已過時，況且一個人享受自己喜歡的事物、享受獨活是一種生活方式與心態，也是一種興趣與嗜好，這和戀愛、結婚是兩碼子事。

就算人生階段改變了，也可以獨活

當我開始連載關於獨活的專欄時，來自已婚人士的回響超乎想像的多。「我雖然已婚，也想享受獨活的樂趣！」正因為這樣的聲音不少，更說明了就算喜歡獨處，想結婚的人也還是會結婚。因此我認為獨活與未婚率升高一事並不能畫上等號，不是嗎？

不少人基於「因為我已婚」、「忙著養育兒女」之類的理由，而無法享受獨處時光，他們看了我的專欄後表示從中得到「即使已婚，還是能享受獨活」的勇氣，讓我深切感受到其實很多人都需要時間獨處。

推薦獨活場所：慢慢享受獨處時光・一個人逛美術館
逛美術館、看展覽都是很棒的獨活。照著自己的步調欣賞作品，沒有半點壓力。有些超級獨活派的人，打死都不想和別人去美術館、看展覽。

仔細想想，即使結婚了，也不可能二十四小時都和配偶在一起，仍然會有必須獨處的時候。而且也因為在家裡要和別人共處，就會更珍惜屬於自己的時光，渴求享受獨活的樂趣。

話說，我認識的獨活女子們，就算結婚生子，也會定期把孩子交給老公照顧，自己去看舞台劇或旅行。

獨活不過就是一個人選擇的生活方式，所以大家千萬別被總愛把獨活與未婚率、孤獨死連結在一起的媒體牽著鼻子走。無論是否有交往對象，還是已婚人士，當你「渴望擁有獨處的時間」時，就是展開獨活的契機。

感到「生存艱難」的人，不妨試試獨活

有些人在和別人一起時感到精力充沛，有些人卻感到疲憊。這種情況的疲憊應該比較接近「精神疲勞」。那麼，為何依個人狀況會有如此大的差異？又為什麼會導致精神疲勞呢？

有人喜歡熱鬧的聚會，也有人覺得勞心費神

我覺得精神疲勞是指和別人在一起時，無意識地體貼別人、擔心別人、配合當下氣氛、想辦法取悅別人等，所導致的「損害」。不只是喜歡獨處的人，就連

喜歡熱鬧的人也會有覺得精神疲勞的時候，只是自己沒察覺而已。我想用「勇者鬥惡龍」角色扮演遊戲來比喻。

喜歡熱鬧的眾樂樂派對精神疲勞似乎有比較高的耐受性，即使遭受程度一百的損害，也覺得不過二十而已。反之，耐受度比較差的獨樂樂派，會覺得自己確實遭受程度一百的損害。感受度比眾樂樂派多了五倍，當然會疲憊不堪。

當然，和別人在一起感受到的不會只有損害，也會藉由歡笑、共享愉快的時光恢復HP（生命值、血量）。

比方說，當前的HP為50，和別人共度美好時光而恢復了50，損害與恢復就像這樣加加減減：

眾樂樂派（HP50）＋恢復50－損害20＝80

獨樂樂派（HP50）＋恢復50－損害100＝0

一群人聚餐時，眾樂樂派的HP會增加，覺得「今天很快樂」。然而，獨樂樂派則可能因為精神疲勞而耗盡了ＨＰ。

若是一個人度過假日時光，這個損害計算就會呈現完全相反的結果。獨樂樂派一個人自由自在度過的時間不但能恢復ＨＰ，對於「寂寞」與「無聊」也有耐受度，因此藉由獨處可重拾活力。眾樂樂派因為沒有這種耐受性，所以獨處時的ＨＰ會降低。

當然，實際上並沒有那麼單純，即使是同一個人，損害的程度和恢復的量，也會根據當天的心情而有所不同。重要的是，想想自己現在比較適合哪一派，坦然地去享受吧。

「獨樂樂派」也分好幾類

記得有一次，我表明自己喜歡一個人小酌時，對方回道：「我也喜歡一個人小酌！」是喔！真的啊！你也喜歡一個人小酌嗎？我開心反問，對方說：「因為

推薦獨活場所：志同道合，小聚一番・一個人觀賞舞台劇

雖然是一個人觀賞舞台劇，但透過社群平台就能認識志同道合的同伴。演唱會、脫口秀表演也是如此。適合想認識和自己有同樣興趣的人。

這樣可以和老闆或其他客人聊天呀！」

不，不是這樣……。我喜歡獨處是因為「不想和別人說話」，我根本不需要和陌生人互動。看來就算一樣是「獨樂樂派」，也有截然不同的類型。

「常客」的距離感，讓我感到不適

基於同樣理由，我對於自己「成為常客」也很苦惱。前不久才搬離的地方有一間我常去的店，是以原木為基調，風格時尚的日本酒酒吧，還有我很愛的鵝肝料理，是我為了消除工作疲勞，只要付錢就能把煩悶的心情拋到九霄雲外的愛店。

若是要報帳的話，一定要有收據。不知從何時開始，我還沒要求，店家就自動遞給我寫好抬頭的收據，結果我就不想再光顧了。

「我成為這間店的常客了。」我產生了這種感覺。那張寫好抬頭的收據，無聲訴說著我與店員之間的默契交流。但是我一點都不希望被認出來，最好別理會我。對我來說，比起貼心寫好抬頭的收據，每次都問抬頭怎麼寫的關係，讓我更自在。

開啟溝通的省電模式

對於喜歡跟陌生人和店員聊天的獨樂樂派而言，交換情報是一大魅力與樂趣。好比採買和烹調食材的祕訣、周遭的各種小道消息，以及只有熟客才能吃到的隱藏版菜單等。擁有良好的溝通能力，的確是一種優勢。但即便如此，海洋生物就只能活在海裡，陸地生物只能活在陸地上。如果你不會用鰓呼吸的話，就只能選擇不必用鰓呼吸的生活方式。

我是那種極度不擅長溝通的人，假設大多數人與人溝通時會耗費一單位的能量，那我大概會耗費十單位，因此很容易精疲力竭。對我來說，獨活是最省電的模式，為了不要活得太疲累，為了不要過於消耗能量，保有愉快舒適的生活，我每天都力行獨活。

推薦獨活場所：不出差也能使用！一個人投宿商務旅館
商務旅館是一個人就能輕鬆投宿、悠閒一下的獨活場所。近來推出不少特色商務旅館，不妨小住一晚，轉換心情吧！

專欄

獨活的藉口①

無論如何，就是覺得一個人很難為情……。這是為了因在意別人的目光而準備的藉口集。其實人們對他人的關注程度比你想像的低，覺得不好意思一個人做些什麼的羞愧感，實際上只是一場與自己內心的鬥爭。而支持內心的武器就是「藉口」，只要有一個人獨處的藉口，就沒什麼好害怕的。當你覺得一個人很難為情時，請想起這些藉口，努力克服心裡那道坎吧。

狀況①

聖誕節時，一個人走在街上

藉口

我也準備去約會

當你不想獨自走在燈海閃爍，充滿聖誕氛圍的街道時，先稍稍冷靜一下，環顧四周吧。你會發現沒想到很多人跟自己一樣呢！下班回家的人就不用說了，也有準備去約會的人，畢竟不住在一起的話，直到雙方碰面為止都是一個人，所以告訴自己「我也準備去約會」就行了。

狀況②

一個人在餐館吃飯

藉口

我是美食記者

放心，世界上有一種職業叫作美食記者。無論是拉麵店或燒肉店，美食記者每天走訪各地，報導美食。所以我現在之所以一個人在餐館吃飯，是因為我是美食記者，這是工作的一環。總之，露出這樣的表情，掏出筆記本和筆，佯裝在寫東西就行了。這樣就算一個人在餐館吃飯也不奇怪了，對吧？

第二章

關於「一個人很難為情」這問題

為什麼不敢一個人去吃燒肉呢？

獨活的最大障礙就是覺得「難為情」吧。不少人來找我諮商獨活一事，都有「在意其他客人的視線」、「在意店員的目光」這般顧慮。就算明白一個人有多自在、一個人有多大好處、一個人有多自由，還是抵抗不了「難為情」。

也有人敢一個人去迪士尼樂園

我覺得應該有人敢一個人去遊客多是一家人、情侶同行的迪士尼樂園，卻不敢一個人唱KTV。恥度高低因人而異，是因為每個人先入為主的觀念不一樣。

不敢一個人去吃燒肉的人認為「燒肉是幾個人相約去吃的東西」，所以不敢一個人去吃燒肉，但卻敢一個人去吃拉麵，因為覺得「拉麵是一個人也能去吃的東西」。由於「難為情」這情感沒有明確基準，所以「一個人敢去做什麼」的範圍因人而異，相當分歧。

其實你我都是路人甲

每個人都在和潛藏心中名為「難為情」的魔怪奮戰。大家多少都有想一個人去吃拉麵，結果還是不敢走進店裡，或是想一個人去吃燒肉，結果還是打消念頭，走進連鎖家庭餐廳的夜晚吧。

事實上，只有你知道自己「難為情」，別人根本不知道你是「幾番掙扎後，終於第一次一個人吃燒肉」的。放心，其實人類是對他人不太感興趣的生物。

推薦獨活場所：真的不敢一個人去酒吧的話……

對於第一次挑戰一個人去酒吧的女性來說，迪士尼的豪華客船「S.S.哥倫比亞餐廳」裡的酒吧「泰迪・羅斯福歡飲廳」是個不錯的選擇！

例如昨天和朋友聚餐，你能說出店裡有幾位一個人來用餐的客人嗎？還記得這位客人是什麼模樣？吃什麼？又是怎麼度過一個人的時光呢？除非有人奇裝異服、頂了個怪髮型、發出怪聲之類，那就另當別論。一般人都是用餐完便離開，其他人都只是背景的一部分而已。就我看來，你是路人甲，那個人也是路人甲，大家都是路人甲；對你來說，無論是我、那個人，還有其他人，也都是路人甲。

與獨活的衝擊邂逅：「拉麵事變」

那麼，該如何克服「一個人很難為情」這道關卡呢？我認為意想不到的小事可能會成為契機。

「我要是想吃拉麵，就一個人去囉。」記得我剛成為大一新鮮人時，有同學對只敢一個人去咖啡廳、連鎖家庭餐廳的我這麼說。這麼一句話讓我瞬間眼界大開，覺得對方好酷。女孩子居然敢一個人去吃拉麵……這才意識到束縛我雙腳的不是別人，而是自己。不是被別人說了什麼，而是自我設限，在意別人的目光，所以一直忍耐著，不敢一個人去吃拉麵。

要是敢一個人去吃拉麵，該是多麼棒的事啊！尤其拉麵這種食物是「想吃的那一刻」最重要，也就是一種暫時性、瞬間的強烈欲求。就是現在！馬上！無論如何！就是想吃！當你感覺自己快要忍不住時，哪還有時間找別人一起去啊！自此之後，總算敢一個人走進拉麵店的我，心中萌生出獨活的芽，彷彿彌補了一直以來無數次的忍耐。於是，我把這件事稱為「拉麵事變」。

我想把這件事告訴那些「在意其他客人的目光」、「在意店員的視線」而不敢一個人走進拉麵店的人。這或許讓人意外，但在我長年的獨活人生中，從沒遇到有人指著我說：「那個人是自己一個來的～」我詢問了身邊許多同樣進行獨活的人，真正遇到這種情況的僅有兩個人。畢竟被人當面說：「那個人是自己一個來的～」著實稀奇。

推薦獨活場所：輕鬆體驗不同於日常的新鮮感！一人夜行巴士
雖然不少人搭夜行巴士是為了省錢、省時間，但像半夜去服務區這樣的體驗充滿新鮮感！也有專為女性設計的旅遊方案，讓人很安心。

年紀是獨活的好夥伴

我想，和我一樣三十歲左右的同齡人，或年齡稍長的女性朋友，應該能理解這種感覺。對於一個人的難為情感受，恐怕年輕時更嚴重吧。

踏出獨活的第一步最困難。就算起初猶豫、退縮，但一旦嘗試就會覺得「喔~沒想到我也做得到呢！」尤其是和別人一起去過的店，沒那麼陌生，也就比較敢一個人進去。

無論是熟悉的店、比較敢進去的店、是否敢一個人去的直覺等，都是隨著年紀增長而累積的經驗值，這些經驗會成為你挑戰獨活的最強夥伴。

在「異性緣」與「戀愛」的競技場上

另外，隨著年紀增長，人們不再期望你成為「可愛的女孩」，這一事實在某種程度上影響了是否能自在地進行獨活。

無奈現今日本社會還是年輕女子最吃香。先不管是不是真的可愛，「可愛女孩」就是正義，做什麼都對，也是一種基準。因此，就算想平靜度日，有時也會被恣意推上「很有異性緣」與「戀愛」的競技場。

好比我十幾歲時正值「好感系女生」當道，以蛯原友里為首，留著一頭長捲髮，身穿蓬鬆洋裝，一舉一動都很可愛，以結婚為目標的女生才是「王道」。可想而知，好感要素不可能有「獨活」。在年輕、可愛女孩當道的社會風氣下，獨活只會被視為「好丟臉、肯定沒什麼異性緣」之類的負面觀感吧。

推薦獨活點子：超高難度！一個人切西瓜
「再右邊一點」沒有人像這樣告知位置，只能自己憑感覺來切。因為有點危險，所以找一處杳無人跡的海邊做這件事吧。

束縛自己的人，就是自己

一回神才發現自己已經走過二字頭，邁入三字頭，要說有什麼好處，就是有種卸下重擔的解放感，心情爽快到不明白以往那麼在意別人目光的自己，究竟是在煩惱些什麼。

在意世人目光、告訴自己「這個不行」、「這麼做超丟臉」，當我發現束縛自己的人就是我自己時，頓時有一種「終於可以離開競技場」的感覺。現在的我，擁有就算身處一個人顯得很突兀的場合，也能一笑置之的膽識。

一切都歸功於年紀。年歲漸增，未嘗不是件好事。

當下不敢，搞不好明天就敢了

每個人都有辦法克服「不敢一個人做什麼」，關鍵是要找到必須獨活的理由。記得有位女大胃王曾說：「外食時，我只會去吃到飽餐廳，如果是去一般餐廳的話，會很傷荷包，所以我絕對不會說什麼不敢一個人去吃到飽餐廳之類的話（笑）。」想到自己的食量是別人的好幾倍，哪還管得了難為情的問題，餵飽肚子比較重要。

讓人從容獨活的「素食主義時代」

從事模特兒工作的麻里（化名，27歲）表示：「我敢一個人去的店就只有咖啡廳之類的吧，實在不太敢一個人去餐廳吃飯。」燒肉、拉麵就不用說了，她連家庭餐廳也不敢一個人去。

不過她回想自己為了減肥，開始素食生活時，幾乎都是一個人用餐。畢竟和別人一起吃飯，只有自己不能點一樣的東西，也不好意思要朋友陪她去吃素食餐廳，想想還是一個人去比較好。這情形就像出國留學時，一定得硬著頭皮用英文溝通才行。

「力行素食生活時，一個人哪裡都敢去，我超積極獨活呢！甚至有一種自己變得很強的錯覺。但素食生活結束後，就完全不敢了（笑）。純粹就是有個必須這麼做的原因驅使自己吧。不過，我絕對不是勉強從事獨活，而是樂在其中。一個人去吃飯時，結識了一樣也是吃素的朋友，也敢一個人去各種地方，感受不同的樂趣。」麻里這麼表示，我能理解她的想法。

「忠於快樂的心情」是獨活的第一步

「我實在不敢一個人做什麼……該怎麼做才能獨活呢？」有人一臉懇切地找我諮商。我告訴他，要是現在實在提不起勇氣的話，就不要勉強自己；但如果想要有所改變，可以從覺得「我能做到」的事開始，即使是一些小事也沒關係，這就是開始獨活的第一步。

只要像麻里那樣為了自己而行動，「難為情」的心情會逐漸消失，就會輕鬆自在多了，不是嗎？人的感覺是會流動的，今天覺得難為情的事，可能在明天、一個月後，甚至一年後，心態就會發生變化。

推薦獨活點子：為自己施放煙火吧！一個人的煙火大會
不是去參加煙火大會，而是自己辦一場。去專賣店買些煙火，一個人盡情施放，但困難的是要找到能施放煙火的地方。

學校是人生中，與獨活最無緣的地方

「一個人」意味著勇於和「大家」做不一樣的事。從這個角度來說，我認為學校是最難進行獨活的地方。

求學期間，學校就等於全世界。老師的評價、人際關係和年級制度，似乎就是這世界的全部。而學校的團體行動，往往會更加深「一個人很難為情」的感覺。

新學期開始，從走進教室的那一刻就是一場生存遊戲。大家在想法、興趣、穿著品味、社團活動、長相、氣質等各方面，找尋感覺「和自己很像」的人結為朋友。有時為了在教室裡生存，不想被孤立，甚至會隱藏自己的真正心情，強迫自己跟大家一樣。

教室瀰漫著「大家一起」的氛圍

我國高中時，為了融入朋友圈，硬是配合大家的喜好裝扮，不敢跟任何人說自己喜歡的風格。愛打線上遊戲的嗜好，絕對不能讓同學知道，都是回家偷偷一個人玩。現在越來越多女生公開表示自己喜歡打遊戲，但十五年前實在不敢公開說自己是個愛打遊戲的阿宅，要是被別人認為「沒人緣」、「個性陰沉」，那就完蛋了。而且不僅是沒人緣，也因為大家「不想和沒人緣的傢伙扯上關係」，所以會連同性友人都很難交到。

加上我就讀的高中可以穿便服上學，實在很討厭。身為女生，從國中開始就

推薦獨活點子：享受節分樂趣！一個人撒豆
一個人可以扮演兩個角色，一個是被丟豆子的惡鬼，一個是丟豆子的人。戴上鬼面具，朝自己撒豆，有一種淨化儀式的感覺。

無法避開去哪裡買衣服這話題，教室裡還明顯分為乖乖牌與愛打扮兩派。

那時大部分人看《non-no》雜誌，也有少數超會打扮的人看《CUTiE》。「LOWRYS FARM」、「OLIVE des OLIVE」這兩個品牌很受歡迎，最時尚的人則穿「HYSTERIC GLAMOUR」。

我去買衣服的商場就有「HYSERIC GLAMOUR」進駐，有時走進去逛逛，總覺得不太適合自己的風格。看著我的零用錢根本買不起的標價吊牌，只能垂頭喪氣地離開。

說到雜誌，一向只看《花與夢》、《少年GANGAN》漫畫雜誌的我為了融入同儕，只好定期購買流行時尚雜誌。不求自己變得多時尚，只要合乎「一般」標準就行了。我為了合乎「一般」標準，拚命翻閱流行時尚雜誌，看著穿什麼都好看的模特兒微笑展示一週七天如何裝扮。我不曉得有沒有參考價值，但至少貼近這樣的裝扮就能掩飾自己缺乏自信的樣子，讓自己看起來跟大家是一樣的。

朋友多寡一目了然的「真實帳號」

現今時代只要透過網路便能連結學校以外的世界，真的很方便；但另一方面，近來似乎出現關於「真實帳號」（リア垢）的問題。所謂「真實帳號」就是和現實生活中的人有所聯繫的社群媒體帳號。

某個十幾歲的女孩表示：「我不想玩X了。班上那些超有人緣的同學每次發文就有同學、學長姐、學弟妹按讚。他們只是上傳在星巴克的貼文，就得到六十幾個讚，社群平台根本讓班上的階級化看得一清二楚啊！」

對於學生而言，學校是每天生活的重心。以往人緣這種東西是「看不見卻隱約感受得到」的存在，如今卻變成了可以透過追蹤和按讚等數字呈現出來，應該不少學生都覺得社群平台這玩意讓人心累吧。

那位十幾歲的女孩表示：「雖然我喜歡獨處，卻無法不羨慕有很多朋友的

推薦獨活場所：挑個高級影廳，奢華一下
建議挑個高級影廳，坐在有獨立空間的位子上，不必在意旁邊的一舉一動，舒適的座椅能讓你更沉浸在電影世界中。

人。」她總是在「想一個人獨處」與「想和大家在一起」的心情之間徘徊。

由於我們生活在「被按讚人數評價」的世界裡，所以很難無視這些，踏入獨活的天地吧。

迎合別人，只是為了讓自己有立足之地

那麼，朋友很多的孩子在學校就過得平順嗎？其實不然。「從國中到大學，我覺得自己在班上的人緣算是好的。」這麼說的亞理沙（化名，27歲）卻坦承她的學校生活如履薄冰。

「因為不想被孤立，只好隱藏自己的真正想法，迎合別人。畢竟一旦被別人認為你不合群，從明天開始就沒有立足之地。雖然從入學開始就跟與自己的容貌、個性相像的同學很要好，但仔細想想，光是這樣也不表示我們很合得來，況且我們也沒有成熟到能接納彼此的不同，就算覺得合不來也不敢說出口。總之，

常常覺得要是無法共鳴就倍感壓力。就算和小圈子以外的人比較投緣，也只敢偷偷往來……。」

這就像是為了保護自己的立足之地，而形成的「商業夥伴」關係。學校裡的小團體往往不是因為合得來而在一起，只是為了在班上有立足之地，像互助會似地聚在一起罷了。

扭轉「一個人＝難為情」的觀念

不僅是下課午休時間，遠足、畢業旅行、搬運營養午餐、打掃清潔等，學校是一處不時要求大家必須集體行動的場域，在這處場域歌頌「獨處有多美妙」根本難如登天。「你在國中時總是獨來獨往，難道不會被老師叫去問：『你還好嗎？交不到朋友嗎？』」找我諮商的人當中，就有人曾擔憂地這麼問。

想過著當個獨行俠也能輕鬆自在的校園生活，只有一個方法，那就是告訴自

推薦獨活點子：釋放壓力！一個人玩「桃太郎電鐵」
用一九九九年的設定打敗弱小的電腦，讓自己痛快一下。目標是盡快購買全國各地的物件，並賺取更多的資產。

己，一旦畢業了，就可以不必在意現在的評價標準和規範。然後努力扭轉「一個人＝難為情」的觀念吧。

雖然這取決於學校和公司文化，但成為大學生、社會新鮮人之後，無論是時間、金錢還是人際關係，都會變得更自由。所以，國高中生們，請加油！

在公司的「女力生存遊戲」中存活

前述學生時代容易遇到的惱人問題，其實在職場中也會碰到。我想以任職貿易公司的粉領族花梨（化名，26歲）的情形為例，來看看喜歡獨活的社會人士會碰到什麼麻煩事。

迎合周遭人的自己，與真實的自己有落差

容貌姣好的花梨是個非常喜歡打電玩的宅女，休假日最喜歡做的事就是和朋

友玩桌遊、狼人殺。然而一般粉領族最喜歡的話題不外乎是美容、咖啡館和購物。可想而知，和同事興趣落差很大的花梨，處在這樣的公司環境有多麼煩惱。

她任職的貿易公司招募員工的錄取標準之一，就是容貌姣好（潛規則）。新進女職員有時必須跟著業務員拜訪客戶，陪著應酬，不時還得秀一下歌喉和舞蹈，迎合周遭人的要求。都什麼時代了，居然還有這種貶抑女性的職場風氣，實在令人惱火，無奈現實就是如此。如果是覺得這種事也沒什麼大不了的女孩就算了，但花梨真的很難接受。

偽裝才能在公司活下去

花梨成為新進員工後做的第一件事就是開通ＩＧ帳號，收集一些表參道時尚咖啡館的資訊，這麼做是為了和女同事有共通話題。因為必須儲存不少這樣的資訊，才能在大家決定要去哪裡吃午餐時派上用場，好比「聽說某間咖啡館不錯」

之類。即便有時並未成行，但拜收集這類資訊之賜，花梨連沒去過的表參道咖啡館也一清二楚。

「要不是我的個性和喜好很宅，早就和喜歡玩五人制足球和烤肉的企業上班族結婚，辦一場賓客百人的婚宴了。但這也是我最不擅長的事。」如此感嘆的花梨每天拚命隱藏自己是個阿宅的事實，畢竟想要在公司待下去就得這麼做。

「要是被覺得『有點怪咖』，馬上就會成為女同事之間的八卦話題，所以必須和大家做一樣的事才行，搞得每天都像在玩生存遊戲啊！」這麼說的花梨一臉無奈。她曾試著聊些關於電玩方面的話題，但看到其他人一臉疑惑，只好馬上閉嘴。考量到工作內容和薪資，實在不想輕易離職的她，只能選擇壓抑自己一途。

基本上，我認為與其勉強自己迎合別人，不如當個獨行俠。但面對花梨的處境，我實在無法輕易說出：「不必理會那些同事啊！一個人落得輕鬆。」畢竟要做到「道不同，不相為謀」，前提是要身處在可以這麼做的環境。如同花梨說的

推薦獨活點子：休假日窩在家也有各種樂趣①
挑戰大型拼圖、熬夜追劇、觀賞熱門院線片、DIY、健身等。

「馬上就會成為女同事之間的八卦話題」，看來公司氣氛相當封閉。如果擺出一副「我不會勉強自己迎合別人」的態度，勢必會影響到工作。

無法回應周遭人的期望

就某種層面來說，花梨太過擅長偽裝，可能也增加了她的負擔。就像學生時代每次換了新班級後，大家會根據外貌跟「看起來像是同類」的人組成小團體一樣，公司同事也對她寄予了「同類」的期待。如果在一開始就被認為「不是同類」的話，反而可能會輕鬆些。也就是說，如果一開始就被同事認為「那個女的看起來很宅（跟我們不是同類）」，情況或許就會有所不同。

我自己就是這種類型，這不全然是壞事。尤其步入職場，人們到了明白社會關係的年紀後，反而會因為覺得我不會對他們造成競爭關係，而更加尊重我的個性。依據長相、妝容、裝扮等整體印象，如果讓別人一開始就知道你不是同類型的人，彼此就像簽訂了互不侵擾的條約，可以保持舒適的外交關係。

大膽嘗試「角色轉換」

我認為花梨之所以四面楚歌，也是因為她的骨子裡有著「女人就該怎麼樣」的觀念，以及「身為女人無法割捨的自尊」。畢竟看在旁人眼裡，花梨拚命打造的亮麗美女粉領族形象（看起來是這樣），彰顯出她的人生有多順遂，所以就算再怎麼隱忍、偽裝自己，也無法輕易放棄這樣的人設。如果花梨真心想要改變現況的話，只要決心公開自己的興趣，讓別人覺得「突然變了一個人」似的就行了。這麼一來，女同事心想：「那傢伙有夠怪胎！」就會對她退避三舍，連壞話都懶得說。不用在乎麻煩的人際關係後，換來的就是平和的職場生活，快樂獨活。

推薦獨活點子：休假日窩在家也有各種樂趣②
再次挑戰之前順利闖關的遊戲，或是重看喜歡的漫畫，也可以享受園藝樂趣、做麵包、麵條、醃漬食物等。

專欄

獨活的藉口②

無論如何，就是覺得一個人很難為情⋯⋯。這是為了因在意別人的目光而準備的藉口集。

藉口
正要去上
洗手間

狀況③
納涼船、俱樂部之類比較熱鬧的地方

一個人搭乘納涼船，很難不顯突兀，畢竟船上幾乎都是成群結隊的人。但即便如此，這些人也會有一個人的時候，像是去洗手間的路上。所以只要認為自己正要去上洗手間就行了。這招不限於納涼船，也適用於其他多是一群人同行的場合。畢竟，人是一定要去洗手間的生物。

藉口
其實
我是選手

狀況④
在一群群人中，一個人打保齡球

身為選手必須自主練習，這是選手的例行訓練。沒錯，我是選手，為了精進球技，必須像這樣獨自練習。選手也是人，難免也會有洗溝的時候，不是嗎？

第三章

獨活時間能豐富人生

一個人也能辦派對：一個人的萬聖節

活動總少不了派對。這時如果只有一個人，該怎麼辦呢？這一章想介紹幾個我舉辦過，不再覺得自己形單影隻，也不再淚濕枕頭的「一個人的派對」。即使一個人也能辦派對，而且真的能盡情享受。

如慧星般出現的「萬聖節」

近年來，萬聖節活動宛如慧星般閃現，儼然成了新興的大型活動，可惜我身邊沒有邀約我一起慶祝萬聖節的朋友。但仔細想想，萬聖節不過就是挖空南瓜，扮裝遊行罷了。一個人也可以做啊！基本上，我是那種越熱鬧，我越想躲在角落咋舌的人。老實說，也確實因為沒能加入大夥而有點沮喪。但儘管如此，這股萬聖節風潮依舊盛行，那麼就來找出一個人也能愉快過節的方法吧。

做個憧憬已久的「南瓜燈」

因此，某年的萬聖節，我參加了體驗做南瓜燈的活動。我一直想親手挖一次南瓜。我很喜歡南瓜，在蔬菜中有排名前五名。南瓜的外觀、味道和觸感都非常出色。外觀可愛，味道美味，摸起來光滑。因此，我對萬聖節的主題是南瓜感到非常滿意，也很開心每年這個時候，走在街上不時就會看到南瓜。

我查了一下，發現每年萬聖節期間各地都會舉行手作南瓜燈的活動，於是我挑了其中一處活動地點，去體驗看看。主辦單位為每位參加者準備一顆南瓜、麥

推薦獨活訣竅：如何充分利用一個人的時光
筆記在社群平台上看到的有趣店家資訊。當不曉得要做什麼時，參考筆記清單就行了，非常方便。

克筆、刀子、湯匙，以及一張製作流程的說明。不過現場並沒有指導老師，只有帶著一臉請自行搞定的表情的工作人員。雖然這跟我想像中的不一樣，但只要照著說明製作，任誰都能在二十分鐘內做出南瓜燈。

一個人「默默地」做事，很適合獨活

按照說明，先用麥克筆描繪表情，作為雕刻表情時的底稿。描繪好表情後，接著要挖空南瓜。因為最後會放進蠟燭，所以要盡量挖得乾淨些。在南瓜上開個小口，慢慢將刀子插入，沒想到這一連串作業比想像中還順利。

在底部挖出一個洞後，用湯匙將南瓜籽取出。進行這項作業時，莫名覺得爽快。

淨空南瓜之後，接著雕刻表情。沿著用麥克筆描繪的底稿下刀，千萬不要一口氣下手太重，先薄薄地剝除南瓜皮，再用刀子在中間部分開洞，就能順利進行。

開洞之後，沿著用麥克筆畫的底稿慢慢削刻，調整形狀。削出右眼、左眼、嘴巴後，就完成了。確實二十分鐘左右就大功告成。把燭火放進南瓜底部，關掉房間的燈，南瓜就發光了。這種一個人默默進行的活動，非常適合「一個人的萬聖節」。

混進狂亂的澀谷萬聖節活動

試著扮裝一下如何呢？當我從媒體看到萬聖節當天，大批警力在澀谷街頭維持秩序的景況，心想既然人潮那麼擁擠，一個人去和一群人去也沒差吧。於是我上網買了蒙娜麗莎面具，前往澀谷地標忠犬八公像一帶。之所以選擇面具，是因為它攜帶方便，只要簡單放在臉上就行了，不用換裝。可以輕鬆加入和快速離開，這一點很適合獨活。

推薦獨活訣竅：一個人無聊時，就上社群平台 PO 文吧 ①
PO 出「一個人大啖燒肉」的貼文，可以得到別人的留言與按讚。對於獨處時會覺得寂寞的人來說，這招頗具排解效用。

果然如我所想，在這處擁擠到幾乎沒有立足之地的非現實空間，根本感受不到「一個人身處群眾中的突兀感」，再也沒有比「迷失在人群中」這句話更貼近當時的心情。對於熱愛萬聖節活動的人來說，他們忙著喧鬧，把自己當成主角，其他人都是路人甲。沒想到萬聖節活動是這樣的感覺，可見一個人也可以參加這種熱鬧活動。

後來我為了拍照，拿著三腳架拐進小巷時，倒是頻頻被路人行注目禮。正如想隱藏一棵樹的話，最好藏在森林裡，淹沒在人群中反而來得自在，沒有孤獨感。只要站在如忠犬八公像附近熱鬧的最前線的話，那麼不管是一個人還是一群人，都是構築這場盛宴的「演員」。

烤雞和寂寞的機制：一個人的聖誕節

聖誕節讓人感到寂寞，是經典的邀約說詞之一。「一個人過聖誕節，好寂寞」，於是寂寞的單身人士相互取暖，鳥兒歌唱，花兒盛開，世界一片祥和，然後聖誕節結束時，兩人分道揚鑣，這可說是冬季的特有景象。

為什麼「一個人過聖誕節很寂寞」呢？

每到了十二月，就有不少人跟我訴苦「一個人過聖誕節很寂寞」，不是說我有多受歡迎，有很多人邀請我一起過聖誕節，而是來找寫「獨活專欄」的我，諮商如何在聖誕節時一個人也能過得愉快。

世界上有些事明明沒人教導過，也沒有在學校學過，但不知為何就成了社會共識，「一個人過聖誕節很寂寞」就是其中一例。但是，又很難解釋為什麼會覺得寂寞。

一個人過聖誕節真的那麼寂寞嗎？我不想在沒有驗證的情況下，就接受這種說法。如果真的會覺得寂寞，那是為什麼呢？即使真的會覺得寂寞，我也想先了解一下寂寞形成的機制。於是某年冬天，我試著辦了一個人的聖誕派對。

一個人的聖誕派對

我做烤全雞來迎接一個人的聖誕派對。但光是這樣只是一個人做料理而已，所以我戴上聖誕帽和馴鹿角頭飾，營造聖誕氣圍。

等待烤雞出爐期間，我站在掛著燈飾的聖誕樹旁，戴上聖誕帽愉快拍照留念。看起來不太好烹調的烤雞其實很簡單，買好食材，照著食譜步驟，大概一個小時就能完成。

對了，說到一個人的聖誕派對，就會想到《巨人之星》的動漫劇情。這是描述主角星飛雄馬接受父親星一徹的棒球英才教育的名作。

基於某個理由，想辦一場聖誕派對的星飛雄馬忙著裝飾屋子，還訂了一個大蛋糕，發出邀請函，興奮迎接派對當天到來。沒想到過了約定時間，卻陸續接到有人不克前來的消息，結果沒半個人赴約。

星飛雄馬難過地哭著摧毀準備好的蛋糕和聖誕樹，一個人坐在大桌子前，裝飾得漂漂亮亮的寬敞屋內只聽得到時鐘的滴答聲，觀眾看到這一幕無不落淚。星飛雄馬一個人過聖誕節的場面就這樣名留青史。

相較之下，要是從一開始就決定一個人過聖誕節，就不會這麼難過了。烤雞

推薦獨活訣竅：一個人無聊時，就上社群平台 PO 文吧②
獨處時，因為沒人可互動，所以有時會陷入發楞狀態。這時，貼文的留言或按讚能為你的獨處增添一些互動感。

的吱吱作響聲就是派對即將開始的暗號，一開始就沒打算邀請任何人來，也就不會因為沒半個賓客而難過哭泣。

解開這個結之後，就會發現「一個人過聖誕節很寂寞」的形成機制就是「期待感」，不是嗎？就像星飛雄馬那樣，邀請了一堆朋友卻沒半個人來，要是我遇到這般情況也會很落寞。試著分析這種「寂寞感」，就會發現正是因為「期待」誰會來的「期待」沒被滿足，才會覺得寂寞。

「一個人過聖誕節＝寂寞」的廬山真面目

之所以越來越多人覺得聖誕節令人格外寂寞，是因為有著「聖誕節就是要和誰一起度過」的既定觀念與期待，就像電視播放的全家人聚在一起吃炸雞的廣告，以及街上播放的喟嘆孤單的情歌。在這些因素的催化下，人們也就期待和誰一起過聖誕節，期待達成「和誰一起過節」這個目標（價值觀），而當這種期待無法滿足時，就是寂寞的廬山真面目。

想要控制這般「期待」，唯一的辦法就是從一開始就設定一個不會讓自己產生期待的目標，例如「自己一個人辦派對」。

如果一味遵從「聖誕節就是要和誰度過」這個不曉得是誰創造的價值觀，就一定會覺得寂寞。

是否幸福，取決於自己。

推薦獨活訣竅：一個人無聊時，就上社群平台 PO 文吧 ③

在社群平台上發布「一個人在做什麼」的有趣故事，藉此消除「一個人很難為情」的想法，獨活會變得更容易。

專屬自己的「豪華轎車女子會」與章魚燒派對

基本上就成本考量，租餐廳辦一個人的派對比較不划算，因為大部分店家都會要求一個人也必須支付規定最低人數的費用。正如前面稍微提到的，我曾租豪華轎車辦一個人的派對，那時很猶豫，因為最便宜的方案也要三萬日圓左右。一群女生穿著禮服在豪華轎車裡開心享用香檳的派對，以三萬日圓方案來計算，五個人的話，一個人負擔六千日圓；十個人的話，一個人只要三千日圓；而我只有一個人，所以必須負擔全額。但對於有工作收入的我來說，這並不是負擔不起的金額，也是手頭寬裕時，無論如何都想體驗一次的獨活。

順帶一提，還可以要求司機到指定地點接人。一般看到一群女孩坐上豪華轎車，就知道「她們在辦派對」，但如果是一個人搭乘豪華轎車，路人會以為你是「富家千金」呢！

一個人的章魚燒派對所費不貲

除此之外，我也試過一個人的章魚燒派對。我找到一間有章魚燒派對方案的居酒屋，免費提供派對道具，可以戴上高帽子、用飾品裝飾牆壁，來一場章魚燒派對。但一個人二千七百日圓的派對方案條件是至少要三人以上，所以一個人辦派對的話，就得付三人份的錢。這個世界對於「一個人的派對」開出的條件，還真是嚴苛。

這方案提供兩次食材。第一次因為不熟悉料理方式，幾乎一半的章魚燒都燒

推薦獨活場所：推出章魚燒派對的店家

以連鎖店來說，像是「魚民」、「笑笑」等 monteroza 集團旗下的居酒屋，以及「串炸田中」都有推出章魚燒吃到飽方案。不過，具體內容視店鋪而定，建議先確認。

焦了。底部熟了後，必須不停翻動，才能讓章魚燒盡快成形又不會焦掉，這是一個人的章魚燒派對務必注意的一點。

一個人的派對並不孤單

要說一個人的派對有什麼優點，那就是主辦人是自己，參加者是自己，做章魚燒、吃章魚燒的人也是自己。參加派對時，如果無法打進別人的圈子就會覺得有點孤單。而一個人的話，沒有組成圈子的問題，因此也不會感到被排擠。沒有什麼可失去的，這是最強的狀態。

恕我岔題，為什麼大家習慣把「派對」簡稱為「趴」呢？要我簡稱「趴」，實在不習慣。什麼聖誕趴、Home趴、章魚燒趴等，不覺得這個「趴」字根本無法表現派對的意思嗎？

我本來就不太能接受新詞彙。記得某年新年，我的手機（當時用的還不是智

慧型手機）突然收到寫著「あけおめ」（新年快樂）「ことよろ」（請多指教）的簡訊。那是我第一次收到「あけましておめでとうございます。今年もよろしくお願いします」（新年快樂，請多指教）的略稱簡訊。我感到疑惑，但還是用了完整句子「あけましておめでとうございます。今年もよろしくお願いします」回覆對方。直到現在，我從沒用過「あけおめ」（新年快樂）「ことよろ」（請多指教）之類的略稱，並不是因為覺得這種略稱會破壞莊重的新年問候，只是我覺得尷尬，也無法忍受使用這般略稱的自己。你身邊是否有這樣的人：一開始都是稱呼對方「山本小姐」，就算交情不錯後，也還是無法改口叫對方「小山」？至少我就是。或是「和男友剛交往，總覺得直呼名字有點害羞，還是習慣用朋友之間的暱稱」之類的情形。

我在說什麼啊……對了，是在聊章魚燒趴的「趴」這個字。所以我絕對不會說「一個人的章魚燒趴」，還是說「一個人的章魚燒派對」比較妥當。

推薦獨活物品：一人份鍋子
一個人在家吃火鍋時，只要準備一人份的鍋子就行了，不但分量剛剛好，也容易清洗。

重新發現土地的魅力！享受一個人旅行的好點子

回想小時候每天放學到吃晚餐的這段時間，我都在接受四個小時的獨活教育。身為雙薪家庭的獨生女，脖子上掛著一串鑰匙的我過著很少和鄰居往來，傍晚家裡總是只有我一個人的東京生活。總之，就是很閒。

獨生女生活培養出「享受獨處的好點子」

對於那些家裡總是有人在的人來說，或許會覺得我這「鑰匙兒」很寂寞吧。其實一點也不會。畢竟，如果一開始就是這樣的狀態，就不會覺得寂寞。所謂寂寞，是從「有」的狀態變成「沒有」的狀態時，才會感受到的情感。

當人們空閒時，自然會學會如何不讓自己覺得無聊的方法。以我來說，儘管我有的是時間，但我幾乎沒有漫畫或遊戲之類的娛樂，因此我必須思索如何用同樣的東西，享受到不同的樂趣。

例如重複觀賞預錄的卡通，背記所有台詞，然後抄寫在筆記本上。或是在儲藏室找到一台掌上型遊戲機，無奈裡頭只有麻將遊戲可玩，我就會自訂遊戲規則「看能收集到多少漢字」，自得其樂。

順帶一提，後來我才知道那款掌上型遊戲機是與 Game Boy 幾乎同時期推出的 Game Gear。還有二十多年後我才曉得原來「收集所有漢字」就是「清一色」。

「擬定規則」讓旅行更愉快

幼時培養的思維直到現在還是很受用，尤其是一個人旅行的時候。一個人旅

推薦獨活物品：一人用暖桌

寒冬時節，一個人窩在家裡時，一人用暖桌最好用。悠閒窩在溫暖的小小暖桌旁，就是最幸福的時光。

行的好處就是不用因為顧慮同伴而行動受限，所以我很建議擬定幾個很難要求別人配合、只有自己才能做到的旅行規則。

我嘗試過「只吃納豆的茨城之旅」和「專吃內臟鍋的福岡之旅」，完全照著自己訂的規則旅行，整趟旅程只和這兩樣食物有關。無論是牛久大佛、太宰府天滿宮，或是明太子，全都先PASS。為什麼呢？因為這就是我的規則。

反正想去的觀光景點，一定還有機會去。設定規則的旅行，即使不去熱門景點，也能發現意想不到的樂趣。例如當我決定只吃納豆時，在水戶的超市找到稀有的納豆，這樣的小發現就會讓我很開心。擬定規則的對象不限食物，如果規則是「發現超商就要拍一下招牌」，那麼一路上只要看到超商就會有達標感。

「一個人旅行多無聊啊！沒人可以分享旅行的回憶。」其實會這麼想的人更應該嘗試擬定規則的一個人旅行。旅行的樂趣並不僅限於與他人分享，一個人的旅行能發現新事物、達成自己設的目標，並享受其中。

戶外獨活與「一個人」的失敗滋味

我想聊聊自己唯一一次嘗到「一個人」有多失敗的感受。那天我興奮地買好食材，前往附近的烤肉場地。不，正確來說，我開心地在高級超市買了霜降牛肉，但步出超市那一刻就覺得頗沮喪。

背著塞滿木炭與餐具的後背包，雙手提著食材與一個人用的迷你烤肉架……好重。眾人歡聚烤肉時，大家可以分擔著拿東西，但一個人烤肉，什麼東西都得自己搬運，沒人幫忙。

我為了獨享所有霜降牛肉，一早趕到烤肉場地，準備「一個人烤肉」。記得當初打電話預約時，對方問：「請問幾位？」我回答：「一位。」電話那頭傳來「欸……」，看來他們沒接待過一個人來烤肉的客人吧。雖然對方馬上回應：「喔，一位是吧。」但聽得出來他肯定一臉詫異。

一個人烤肉才明白的事

當我嘗試過一個人烤肉後，切實感受到一個人的確不適合烤肉。除了必須獨自搬運大量東西，還得花上好幾倍時間準備和清理。很明顯，一個人烤肉人手不足。

最令人傷腦筋的是如何升火。只參加過一、兩次烤肉聚會的我，顯然高估自己了。笨拙如我，以為只要像打開家裡的瓦斯爐那樣，湊近烤爐點火即可，但根本沒那麼簡單。

烤肉就是要擺好木炭，點火，然後煽風讓木炭燒起來，維持一定火勢……沒想到光是升火就很費力。想起過去連這種事都不知道，「肉太少了」、「幹嘛買蔬菜啊！根本沒人吃，都烤焦了」一味抱怨的自己真的很羞愧。

結果這天我搏鬥了四小時還是沒成功升火，幸虧旁邊一群大叔伸出援手。總是覺得自己能搞定一切的我，最終還是屈服於他人的幫助。這算是一個獨活的失敗。

必須具備知識與技能的獨活

獨活的難易度與心理障礙和物理障礙有關。心理障礙高的獨活，讓人覺得「難為情」、「在意別人的目光」。物理障礙高的獨活，是一個人準備起來很辛苦，也必須具備相關知識與技能。

感覺戶外獨活的物理障礙比心理障礙來得高。平時就常從事戶外活動的人另

推薦獨活物品：一人用烤肉架
出乎意料的是，有專門為一個人烤肉設計的小型烤肉架。我一個人去烤肉時，也使用了這種烤肉架。

當別論，如果不是的話，那麼戶外活動在眾多獨活中，算是物理方面的難度偏高。

自己一個人能承擔多少？一個人的自在舒適感，與來自別人援助而得到的舒適感，哪一個才是自己想要的呢？烤肉讓我明白一件事，那就是如果想享受一個人的樂趣，必須具備相關知識與技能。

有時眾樂樂一下也不錯

寫到這裡，一直宣揚獨活的好處、主張一個人最自在的我，最近似乎有點改變了。儘管我喜歡獨處的基本立場沒有改變，只是覺得偶爾眾樂樂一下也不錯的次數變多了。我審視出現這般心態的每個瞬間，試著找出共通點，我發現「是否有目的」和「聚會沒有拘束力」這兩點對我來說很重要。

近幾年，我休假日幾乎都在玩狼人殺和桌遊。事實證明，還真是選對了。因為玩狼人殺和桌遊都不需要和別人聊些有的沒的，不必聊天氣，不必談血型，也不會有人問別人：「在哪裡高就？」「今天休假嗎？」自我介紹也只是簡單幾句，大家只專注在遊戲上。

「我覺得A是狼人。」「我想得到麥子（道具），所以我把鐵（道具）送給B吧。」好幾個小時一直在進行與遊戲內容有關的對話。只針對遊戲進行「有目的」對話的聚會，對於不善交際的我來說，再也沒有比這更自在舒適的空間了。

保持友善距離的舒適感

遊戲本身真的很有趣，而在這場合認識的朋友也不會打探別人的隱私，畢竟要是有時間聊些有的沒的，不如再戰一局。不知道彼此的本名，也不曉得從事什麼工作，只是一群喜歡玩這類遊戲的人聚在一起，結束後就鳥獸散。這般「沒有約束力」的聚會，令人舒服自在。想玩遊戲的人聚在一起，彼此只在這時候、這場地才有交集，保持友善距離（因為喜歡玩桌遊的人並不多，所以我和某些同好見過好幾次面）。

這類興趣除了結識同好之外，也讓我敢堂堂表明自己「喜歡獨處」，並被一定數量的人所接受。對於想大聲說「我就是喜歡一個人」卻說不出口，只能困在人際關係這個囚籠中的我而言，或許只是希望聽到別人對我說：「你這樣也很好啊。」

「不想和別人一起」的我嘗試了獨活，結果最後還是聊到與群體有關的事。獨活是一種能了解自己、療癒自己的行為，也是嘗試自己不擅長事物的方式。這是我暫時的結論。

推薦獨活物品：投影機

雖然價格不便宜，但可以用一百吋大螢幕追劇、看電影、觀賞運動賽事轉播等，而且只要家裡有一片白牆就能放映。

專欄

獨活的藉口③

無論如何，就是覺得一個人很難為情……。這是為了因在意別人的目光而準備的藉口集。

藉口
幫忙顧行李
（幫忙占位子）

狀況⑤

一個人賞花時，周遭的團客越來越多

一個人賞花時的藉口就是幫忙顧行李或是占位子。這可是很辛苦、很偉大的任務呢！在幫大家顧行李時，當然也可以喝個酒。

藉口
為了趕稿

狀況⑥

一個人投宿溫泉旅館，感到有些寂寞時

一個人投宿溫泉旅館，一點也不奇怪的存在就是作家。就像在趕稿的作家，面前擺著稿紙，一臉苦惱，任誰都相信你是某位作家吧。所以記得把稿紙之類的東西塞進行李。

藉口
我喜歡來這裡

狀況⑦

適用於任何情況

雖然用「藉口」這詞不太妥當，但「我喜歡來這裡」這句話的確適用於任何情況。我來這裡是因為我喜歡這個地方，這是最讓人欣慰的事了，誰都沒資格批評。一個人來到自己喜歡的地方，有什麼不對嗎？我希望我一個人去的地方，是會讓我有這種感覺的地方。畢竟，「一個人去」本身並不是目的。

第四章

30 種獨活方式推薦

01 一個人的KTV

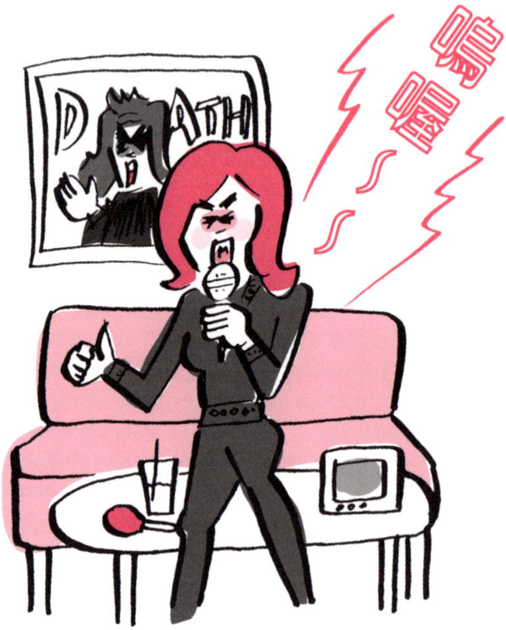

難易度：★☆☆☆☆

孤獨度：★☆☆☆☆

時間：30 分鐘　費用：各地區、時段有所差異

備註：觀賞電影／演唱會 DVD、練習樂器，甚至讀書、工作也可以！

30分鐘就能滿足，「CP值最高獨活」

隨著「一人卡拉」（ヒトカラ）這個詞的普及，一個人去唱歌儼然成了最具代表性的獨活，即便是不習慣獨活的人，也敢挑戰這活動。

先來回顧一下卡拉OK的歷史。直到二〇〇〇年代前期左右，一人卡拉OK還沒這麼盛行。二〇一一年左右，一人卡拉OK專門店「ONE KARA」在大都會區登場。後來，像是「卡拉OK ADORES」、「卡拉OK館」等一般卡拉OK店也推出個人專屬包廂。

順帶一提，《現代用語的基礎知識》於二〇〇八年初次記載「一人卡拉」這詞，後來幾乎每年都有記載。（編按：由於台灣較常用KTV的名稱，故以下將卡拉OK譯為KTV。）

一個人的KTV專門店最大的優點就是來唱歌的客人都是一個人，因此不會顯得自己很突兀。不過，可能一個人去唱歌儼然成了一種趨勢，所以即使一個人去一般ＫＴＶ消費，服務人員也是如常招呼。現在不管是去哪一間ＫＴＶ，都不會有一個人去唱歌很難為情、不敢走進去消費的情形。

一個人的ＫＴＶ專門店收費確實比較貴，但包廂裡的設備更升級，能在裡面度過愉快舒適的獨處時光。

包廂的隔音效果絕佳，唱得再大聲也不必擔心聲音外洩。還可以戴上耳機高歌（不少店家都有這樣的設備），自己的歌聲直接傳進耳裡，感覺起來自己歌喉很好。一個人的包廂有如專業歌手使用的錄音室（迷你版），讓人能彷彿正在錄製專輯似的高歌。

有提供自助飲料吧的店家更好，畢竟如果唱到一半，服務人員端著飲料進來，總覺得有點尷尬……。一個人的ＫＴＶ專門店多是採自助飲料吧，就不會有這個問題。若是去一般ＫＴＶ唱歌，看是要選擇自助飲料吧，或是等服務人員進來點餐完畢後再高歌吧。

一個人的ＫＴＶ還有不少優點，像是只要花個三十分鐘就能高歌六首，挑歌也不用顧慮別人。我常利用行程中的空檔去唱個三十分鐘，當我沒有足夠的時間悠閒地去咖啡廳，或是沒有特別的事要處理時，一個人高歌三十分鐘正好可以消磨時間。這般機動性也是一人ＫＴＶ的優點之一。

可以唱比較冷門的歌，也可以唱動漫卡通歌，或是反覆練唱同一首歌，還可以玩一些平常不太使用的功能，例如計分功能。一進包廂就來首情歌或是趁興跳舞吧，這是一處自由的空間。

適合這類型的人

★想高唱不敢當著別人面前唱的歌！

★想利用完善設備，享受奢侈的獨活時光！

02

一個人吃拉麵

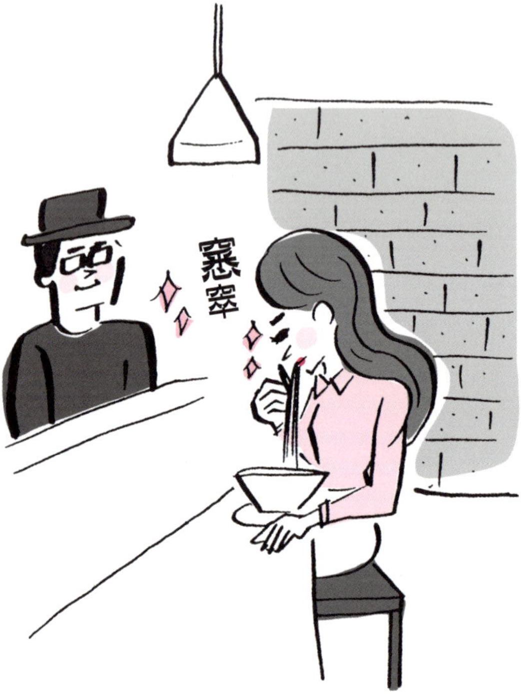

難易度：★☆☆☆☆

孤獨度：★☆☆☆☆

時間：30 分鐘　費用：約 800 日圓

備註：有些店家會提供紙圍兜和髮圈，方便女性用餐。

還能成為聊天話題的「超實惠獨活」

近十年來，拉麵店的環境改變非常多。一反過去給人空間狹小、髒汙，多是男性才會光顧的印象，現在越來越多拉麵店裝潢得十分時尚，是女性也能輕鬆入內的空間。

儘管一個人吃拉麵已越來越常見，但我想對於那些還是不敢一個人踏進拉麵店的人，分享一個人吃拉麵的三個優點。

首先，「忙碌時的用餐選項增加了」。把拉麵這選項列入考量，能滿足「想趕快解決一餐」的需求。雖然肚子很餓，但時間上有點趕，那就吃速食或牛丼吧……。在這種時候，腦中浮現的選項多了拉麵與沾麵。

大排長龍的名店姑且不論，基本上走進拉麵店，從點餐到飽餐一頓頂多二十分鐘。有些店家出餐較慢，但不管再怎麼慢慢吃，也頂多花個四十分鐘，所以想吃省時、滿足度又高的東西時，拉麵是最好的選擇。

第二個優點，拉麵店的拉麵絕對是「只有在店裡才能品嘗到的食物」。怎樣也不敢一個人走進店裡吃拉麵的女性或許會說：「我廚藝很好，買麵回家料理就行啦！」不，絕對不是這麼回事。在家做的拉麵絕對和店裡吃到的不一樣。試問，在家做拉麵會從熬豬骨湯頭開始嗎？湯頭會連續熬煮三天三夜嗎？不可能。自己煮的拉麵贏不了職人煮出來的味道。

第三個優點，「拉麵也能成為聊天話題」。找尋美味拉麵的熱情可是不容小覷！無論男女，只要是拉麵熱愛者大抵都有自己的愛店，而且世界上喜歡拉麵的人很多，不管是和別人分享哪裡吃到的拉麵很美味，還是聽別人說哪一間拉麵店超好吃，拉麵絕對是幫助自己和別人交流、溝通的利器。

說到一個人吃拉麵，就想提及「一蘭」。一蘭拉麵的座位採隔間設計，就連店員的臉也被簾子遮住，這種獨特的設計，讓人可以完全沉浸在一個人的世界品嘗拉麵。因為希望大家能不受周圍環境影響，專心品嘗拉麵，因此一蘭設計了「專注於味道」的機制。雖然一蘭不是專為一個人吃拉麵而設計的拉麵店，但「專注於味道」這機制，不僅讓客人專注於味道，也不必在意別人的目光，可說是非常容易挑戰的獨活。就算和朋友一起去吃，但因為隔間的關係，看不到彼此，就連講話都不太方便。因此，只要踏進一蘭，所有人都被迫開始進行獨活。

目前在日本全國各地擁有約八十間分店，也拓展到海外的一蘭，第一間店開業於一九九三年，搞不好是日本第一間「一個人的專門店」。對於始終不敢一個人走進店裡吃拉麵的人來說，不妨先從一蘭開始挑戰吧。

適合這類型的人

★想藉由一個人吃拉麵，拓展飲食的選項！

★想以拉麵為開端，成為聊天的話題！

03

一個人去星象館

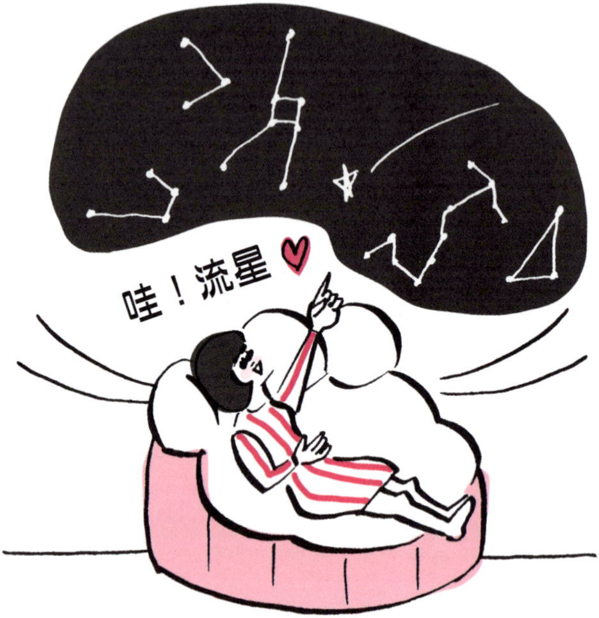

難易度：★☆☆☆☆

孤獨度：★☆☆☆☆

時間：1 小時　費用：200 日圓

備註：不時會舉辦與人氣聲優、偶像明星相見歡等活動

結果療癒到睡著了？！「舒眠獨活」

聽說有些粉領族為了療癒身心，下班後會一個人去星象館。原來如此啊，我恍然大悟。不少星象館都營業到很晚，很適合獨活新手下班後去挑戰一下，反正只要坐在黑暗中就行了。燈光一暗就看不見周遭。

即使不是特別喜歡觀察星象，只是為了消除疲勞的話，真心覺得星象館是再好不過的選擇。坦白說，就是「去星象館補眠」囉。

記得之前一個人去星象館，明明是一小時的節目，結果我只有最初的五分鐘清醒。如果是跟朋友同行的話，這樣實在很不好意思，所以再次深感像這種時候，一個人來是最棒的。總之，在黑暗中聽著有舒壓效果的背景音樂，舒舒服服地睡上一小時簡直超級享受，而且是躺在柔軟的椅子上。

尤其適合想消除白天工作繁忙的疲勞，卻不想花太多時間按摩或ＳＰＡ，只想坐或躺一下就好的人，去一趟星象館就對了。

由衷希望以療癒為目的的一人星象館能蔚為風潮，如果能推出以舒眠為主題的節目會更好，乾脆發給每個人一套枕頭與毛毯，座椅也改為更適合睡覺的造型。設施名稱可以改為結合星象館與睡眠的「星象舒眠館」，希望全國各地的星象館業者能聽到我的心聲！

適合這類型的人

★想短時間之內就能身心放鬆！

★想體驗在昏暗中，不必在乎別人眼光的獨活！

04

一個人喝下午茶

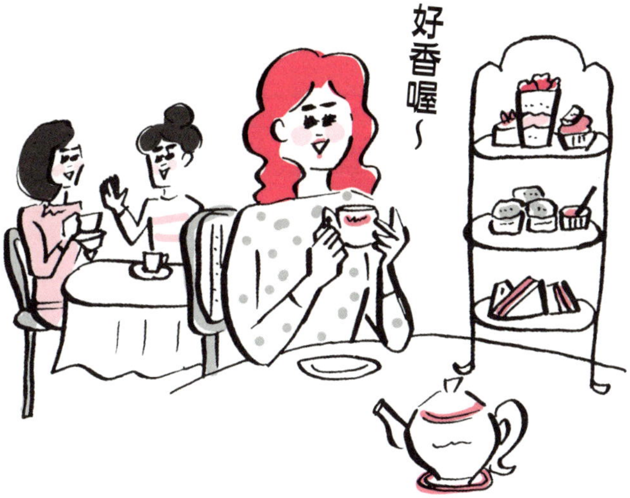

難易度：★☆☆☆☆

孤獨度：★★☆☆☆

時間：2 小時　費用：約 5000 日圓

備註：2～3 人可以上網訂位，不少店家也接受 1 人用餐

犒賞一下自己吧！「小奢華獨活」

下午突然有空檔，想說去咖啡廳小憩一下，而且因為是自己一個人，更想講究些。畢竟有別人在的話，咖啡廳是「可以坐下來聊天的地方」；自己一個人時，重點則是「享受咖啡廳本身」。

一個人獨享用點心架裝盤的甜點，喝著可以續杯的高級紅茶，多麼享受啊！不過比起一般咖啡廳，不如去飯店享受一下不同於日常的奢華時光。

有些飯店還推出比下午茶時間稍晚的套餐，可以享用輕食、茶和酒類。工作結束後，在飯店大廳的酒吧放鬆歇息……哇～多有貴婦感啊！這樣的方案一般約五千日圓，一張五千元鈔票就能體驗不同於平常的感覺，頗划算。

以我的經驗來說，沒想到不少銀髮族會隻身來到這麼高級的地方。也許一個人去這種地方的難度有點高，但可能會得到像「喔，年紀輕輕就懂得品茶啊」這樣的溫暖目光。菜單上盡是不太好理解的紅茶名稱，但現今是智慧型手機時代，點餐前先上網查一下看不太懂的字，就不會手足無措了。

也很推薦大啖水果聖代，享受下午茶的幸福時光。畢竟水果聖代不便宜，如果是跟朋友同行，往往會因為顧慮價格而選擇價格適中的餐點。即使是自己買單，如果對方點的是一千日圓的甜品，總覺得自己點五千日圓的水果聖代有點不好意思。

我本來就喜歡一個人活動，也不太參加聚會，所以基本上沒什麼交際費。相較於每天晚上都有聚會的人，至少一個月節省了上萬日圓，省下來的錢可以用於犒賞自己。這麼說服自己的我，今天也享受了午後的小小奢華時光。

適合這類型的人

★想吃用點心架裝盤的下午茶！

★發薪、發獎金日，想稍微奢侈一下！

05

一個人去貓咖啡廳

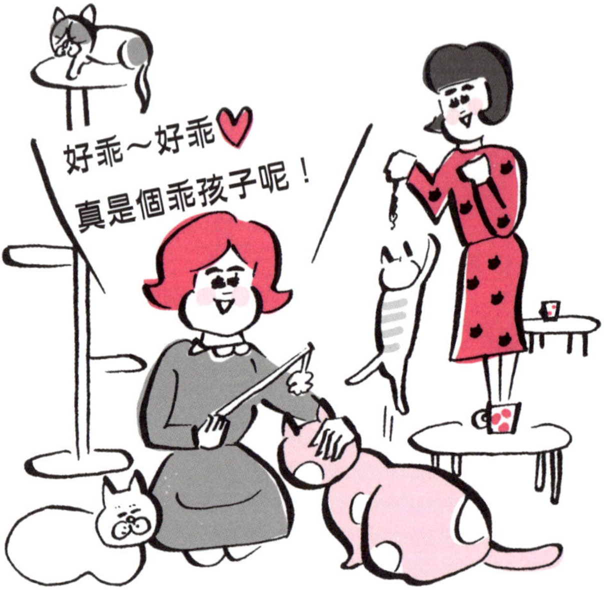

難易度：★☆☆☆☆

孤獨度：★☆☆☆☆

時間：30 分鐘　費用：1000 日圓～（1 小時）

備註：提供飲料與輕食。貓零食需額外付費（300～500 日圓）

每個人的眼裡只有貓！「全員強制的獨活」

貓咖啡廳、貓頭鷹咖啡廳、爬蟲類咖啡廳等，可以和動物嬉戲類型的咖啡廳很適合獨活。為什麼呢？因為獨活有著「沒有同行者，才能更專注於身處場所」的特性，而貓咖啡廳本身就有著適合獨活的特性。是的，貓咖啡廳就是一處讓人專注在貓咪這個小生物的場所。

坐在貓咖啡廳裡環顧四周，發現幾乎所有客人的目光都在貓咪身上，無論是兩人同行，還是三個人來，每個人的眼裡只有貓，沒看到聊天的客人。由於沉醉於貓咪的一舉一動，就連眼前的朋友、情人都被晾在一旁。

因為如果聊得太起勁、太大聲，貓咪會害怕，不敢靠近，所以店家希望客人不要喧嘩，靜靜享受有貓咪陪伴的時光。總之，貓咖啡廳就是一處彷彿大家都在獨活的空間。

貓咖啡廳裡會有貓咪的用餐時間。用餐時間視店家而定，挑這個時段去，就能看到貓咪聚在一起吃東西的可愛模樣。

若是想比其他客人搶先一步得到貓咪的青睞，那就買份店內販售的貓零食吧。畢竟貓咪可能根本不會靠近你，那就只能喝杯咖啡就離開了。所以買份貓零食吸引牠們，可避免這種情況。

無論如何，即使你不好意思獨自一人，仍然可以去貓咖啡廳。旁人看到有一個人坐在店裡，只會認為：「他一個人來，肯定超愛貓吧！」這是一種榮譽。愛貓就是正義，人類面對貓咪的可愛毫無招架之力。

適合這類型的人

★想被任性的貓咪耍得團團轉！

★想盡情用鏡頭捕捉可愛的貓咪！

06 一個人吃串燒

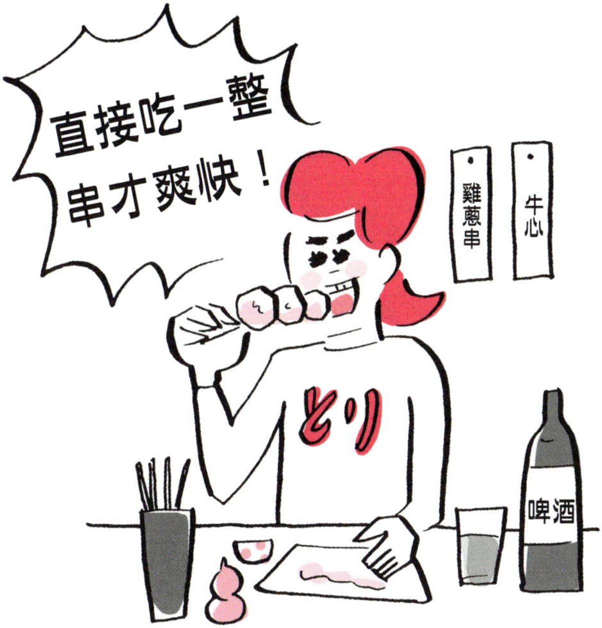

難易度：★☆☆☆☆

孤獨度：★★☆☆☆

時間：1 小時　費用：1500 日圓

備註：也有可以大啖串燒、葡萄酒與精釀啤酒的時尚店家

不需要顧慮什麼！「吃相豪邁主義獨活」

當串燒上桌後，不少人都習慣把成串雞肉一塊塊卸下來。不曉得是從誰開始這麼做，不知不覺間就有此習慣。明明想吃的是「串燒」，結果吃的時候卻把肉塊從竹籤上卸下來。

這種吃法正確嗎？那又何必把食材串成一串呢？我是那種絕對不會把肉塊從竹籤上卸下來的人，串燒就是要一整串拿起來吃才對味。面對把肉塊從竹籤上卸下來的文化，串燒最適合一個人享用了。

我曾聽某間串燒店的老闆說，他為了讓串燒很美味，無論是串刺、燒烤、調味等方式都下過工夫研究，所以他不認同把肉塊從竹籤上卸下來分享的吃法。也就是說，為了讓串燒吃起來很美味，有其一定的調理方式，而成串的燒烤也扮演了重要角色，所以不成串的吃法反而失去了美味。

具體來說，以下五點是不成串吃法會產生的問題：

1. 切法：第一口很重要。最上面的一塊切得最大，這樣才有分量感，強化味道給人的印象。

2. 調味：為了讓第一口的味道濃郁，所以會在最上面的那塊多灑些鹽。

3. 串刺方式：竹籤以九十度角插入雞肉纖維，肉的口感會更加軟嫩。

4. 肉汁量：把肉塊從竹籤上卸下來，肉汁會流失。

5. 肉的溫度：把肉塊從竹籤上卸下來，接觸到空氣的面積增加，容易冷掉。

當「成串吃比較好吃」的吃法廣為流傳時，也許和別人一起去吃串燒也挺不錯；但至少在那之前，我覺得還是一個人吃比較自在。

適合這類型的人

★想充分感受店家的用心與美味！

★想不必顧慮別人，成串大啖美味！

07

一個人打保齡球

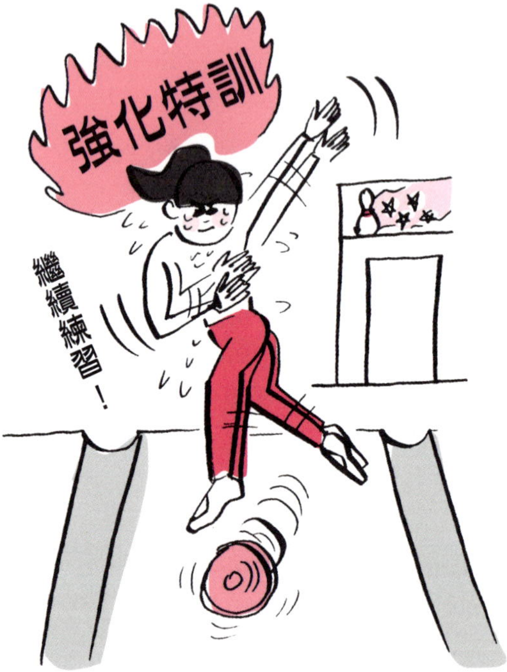

難易度：★☆☆☆☆

孤獨度：★★★☆☆

時間：30 分鐘　費用：約 500 日圓（1 局）

備註：需另外租鞋子（約 300 日圓），也有比較划算的方案！

越打越好？！「激發腎上腺素獨活」

平常會一個人打保齡球的人，不是愛打保齡球，就是職業選手吧。但既不熱愛打保齡球，也不是職業選手的我，不但嘗試一個人打保齡球，還有了新發現。

其實我從以前就很怕打保齡球，畢竟眾目睽睽之下，一緊張就會越打越差。

況且根本沒什麼機會學打保齡球，體育課幾乎不會教這項球類運動，所以多是在保齡球場看別人怎麼打，然後依樣畫葫蘆。問題是，這樣邊打邊學的方式只適合運動神經發達的人，像我這種沒運動神經的人根本不可能現學現賣。

無論是出力的方式，還是持球的手部角度，根本模仿不來，只能胡亂把球往前一丟，結果就是洗溝。一想到身後的人看到我丟球時的怪姿勢，只想找地洞鑽。我想，不擅長打保齡球的人，應該對這般心情很有共鳴吧。

想要提升打保齡球的技術沒那麼簡單。一個人去打球的好處是沒有被「圍觀」的壓力，或許就能打出好成績吧。

依此假設，我試著一個人去打保齡球，還真的打出好成績。平常總是洗溝，就連 spare 都甚少出現的我，居然連續三次 strike。這才知道在眾目睽睽下打球有多緊張。

我第一次覺得打保齡球這麼好玩。面對不擅長的事，當自己一個人去嘗試看看時，結果或許就會不同。拓展自己的「喜好」，這也是獨活的優點之一。

一個人打保齡球還有個優點，就是投擲完後會立刻進入下一回合，所以三十分鐘（一局）打下來，不但運動量充足，還能得到滿足感。從這個意義上來說，算是CP值相當高的一個人的遊戲。

記得我一個人打保齡球時，隔壁球道是一群看起來像學生的年輕人不停高喊：「輸的那一組要請吃牛丼喔！」玩得很嗨。相較之下，我則是一臉「我可是以成為職業選手為目標」的表情。當然不是真的，但這麼催眠自己很重要。

有時出現全倒，有時洗溝，起起伏伏，與職業選手相比實在不專業，但誰說我不可以有這樣的夢想呢？不是嗎？

適合這類型的人

★不想被人盯著看，盡情打球！

★想藉由獨活，拓展「興趣」！

08 一個人學習園藝

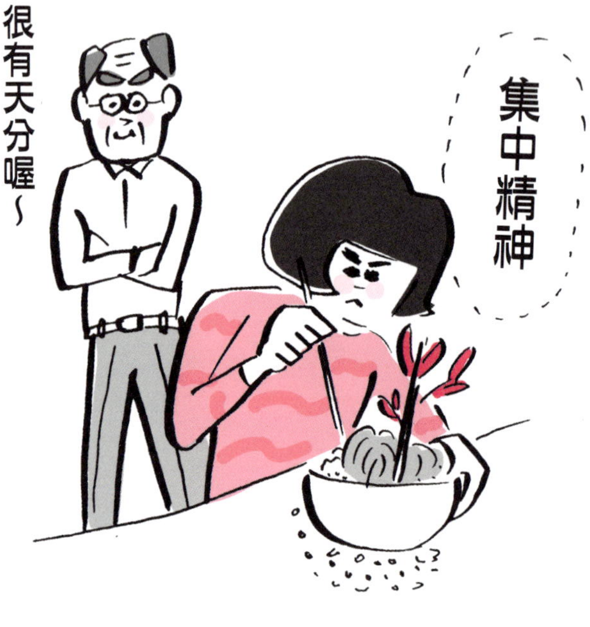

難易度：★☆☆☆☆

孤獨度：★☆☆☆☆

時間：2 小時　費用：視活動內容而定

備註：飯店主辦的這類活動，還會推出搭配食宿的優惠方案喔！

享受園藝樂趣的「療癒系綠手指獨活」

一個人默默享受園藝樂趣，專注於眼前的植物，進入只有自己的世界，可說是最能遠離塵囂的興趣。總之，喜歡獨處的人非常適合當個綠手指。

我參加過飯店舉辦的製作盆栽的體驗活動，其實各地的文化中心也會舉辦類似活動，但飯店舉辦的活動五花八門，除了盆栽之外，還有適合初學者的懷石禮儀講座、插花等各種提升個人品味的活動，而且多是自己不用特地準備什麼東西就能參加的活動。

不少來參加的人是利用空閒時間學習新事物的家庭主婦或退休銀髮族，不知是不是因為飯店的廣宣人員利用社群平台大力推廣的關係，有越來越多年輕族群也來參與這類活動。總之，不少人都是獨自報名參加，也就不會覺得只有一個人很難為情了。

我參加的盆栽教室就看到不少獨自報名的人一邊學習，一邊積極和旁邊的學員交談。印象中，喜歡和別人交流的人，與一個人默默享受園藝樂趣的人各占一半。

一個人的盆栽體驗真是一段美好時光，剪枝，埋盆，修剪成自己喜歡的形狀。覺得身心俱疲時，不妨透過一個人的盆栽體驗親近植物。植物無論何時都會默默接納你。

不過植物非常脆弱，如果沒有勤於照料，很快就會枯萎。老實說，我參加盆栽活動不到一個月，盆栽就枯萎了。我得到了療癒卻沒有好好照顧它，一定要好好反省才行。

適合這類型的人

★想開始輕鬆地嘗試新興趣！

★想藉由植物得到療癒！

09

一個人吃牛丼

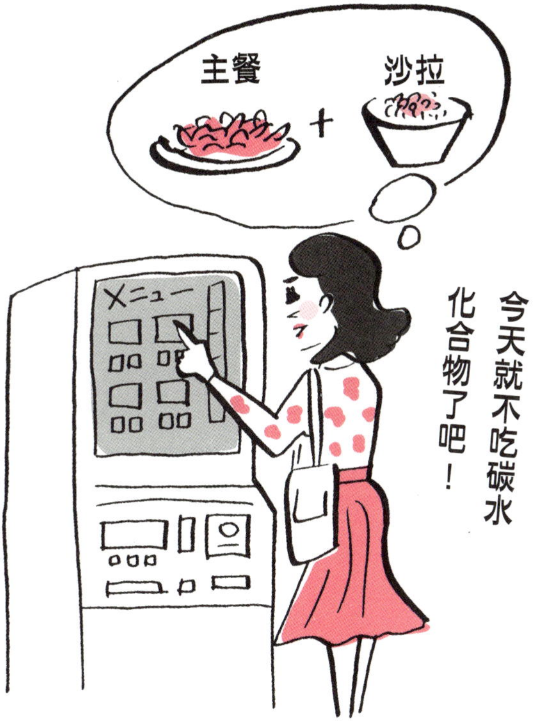
主餐
沙拉
メニュー
今天就不吃碳水化合物了吧！

難易度：★☆☆☆☆

孤獨度：★★☆☆☆

時間：10分鐘～　費用：300日圓～

備註：也有適合女性的迷你分量與低糖類菜單！

難度其實不高的「定食店獨活」

就難易度而言，男女有明顯差別的例子之一就是牛丼店了。我每次在網路上看到認為「一個女生去吃牛丼」就是沒女人味的說法，就會頻頻嘆氣。

牛丼店的客層以男性為主是不爭的事實，加上很少看到女性客人，所以一個人吃拉麵、一個人吃牛丼，被認為是女性比較難嘗試的獨活。但這種「不敢走進去用餐」的印象請停留在以前，因為近來越多越多女性敢一個人走進牛丼店用餐了。

其實近來的牛丼店跟定食店、連鎖家庭餐廳、居酒屋之類無異，除了牛丼之外，也提供其他餐點，像是咖哩口味的熟食、海鮮丼、下酒菜、烏龍麵、鍋物、鰻魚飯、定食等。雖然是牛丼店，以牛丼為主的餐點卻不多。不僅如此，有些店家還鎖定注重健康的客層，推出以蔬菜、豆腐為主，標榜健康取向的餐點。

牛丼店給人的印象不外乎出餐迅速，多是二十四小時營業，是非常便利的餐飲店。

近來不少店家設有桌席，對於不敢和一群男性排排坐用餐的女性來說，著實是一大誘因。還可以上網查詢哪些店家有提供桌席，真的很方便。

現在是令和時代，就讓牛丼店一向給人「一群男性圍坐在吧台旁用餐」的印象留在平成吧。

適合這類型的人

★想在定食店輕鬆用餐！

★無論時間多晚，都能吃到健康又美味的餐點！

10 一個人千圓買醉

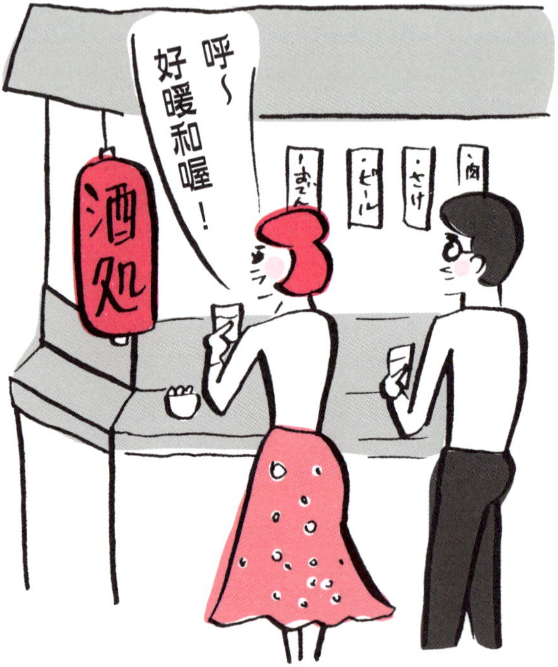

難易度：★★☆☆☆

孤獨度：★★★☆☆

時間：30 分鐘～　費用：約 1000 日圓

備註：大眾酒場和立飲店、路邊攤等都能「千圓買醉」

不管CP值如何，都很開心！「扭蛋式獨活」

「花一千日圓就能買醉」的「千圓買醉」，有幾個一個人去比較好的理由。

如同字面的意思，去花費約一千日圓的便宜居酒屋小酌一番的妙趣，就在於可以走訪好幾間店，一間大概停留三十分鐘，所以不斷挖掘新店家就是最大樂趣。

這種可以輕鬆移動的特性很適合獨活。相信不少人喜歡一個人走訪好幾間便宜的居酒屋，而不是呼朋引伴在一間店買醉。

不過，千圓買醉的店CP值落差很大。我去過那種CP值很高的人氣店家，也遇過CP值極差的店，總覺得有一種在玩扭蛋的感覺，好奇走訪的會是什麼樣的店家。因此，如果是一個人去，就算遇到不怎麼樣的店家，一個人的損失至少沒那麼大。

「那麼，有什麼避免踩雷的訣竅嗎？」當我被這麼問時，還真難回答。依我的經驗，網路上的評論區不是基於「常客交情」而加分，就是因為店員的態度不夠親切被扣分，所以不夠客觀。有些店即使服務態度不夠親切，料理卻是絕頂美味，能感受到專注於料理的職人精神，我對這樣的店特別有好感。

正因為沒有明確的評比基準，所以扭蛋式千圓買醉很有趣。

遇到ＣＰ值超乎想像的店家時，我會認為「如果人太多就吃不到了，只想放進自己的祕密口袋名單」，而不是「想和別人分享」。

就這樣逐漸陷入千圓買醉的泥沼。

適合這類型的人

★不想舟車勞頓，輕鬆獨活！

★樂於嘗鮮！

11

一個人吃燒肉

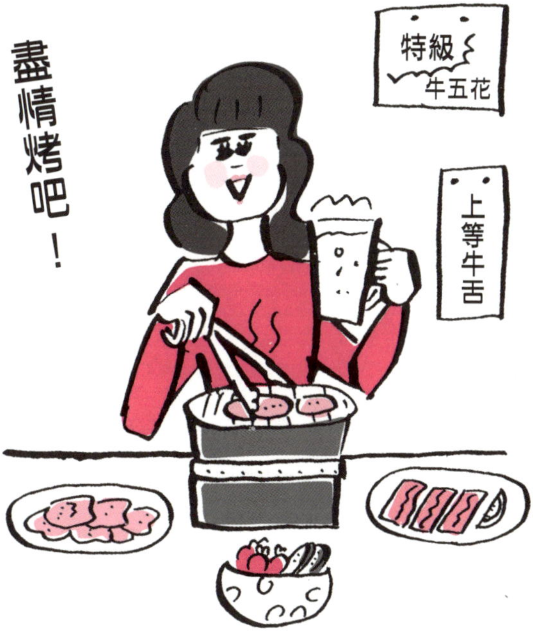

難易度：★★☆☆☆

孤獨度：★★☆☆☆

時間：30 分鐘～　費用：1500 日圓

備註：也有站著吃的店，光顧這種店的客人多是一個人

想怎麼烤，就怎麼烤！「忠於欲望獨活」

我是無肉不歡的人。因為太喜歡吃肉，只要牽扯到肉，我就變得斤斤計較。例如肉片數量的分配問題。明明是三個人去吃燒肉，一盤卻給五片肉，為什麼不能加點一片呢？老闆，怎麼會切成五片肉呢？難道不知道這樣會引起紛爭嗎？就是要人家加點是吧？我會像這樣在心裡猛發牢騷。

還有一個問題是不想浪費胃的容量。有人點了沙拉、冷麵、內臟等一大堆東西，但我只想吃牛五花啊。

一個人吃燒肉就不會有這些煩惱，可以忠於自己的欲望，只點自己最愛的肉，完全不點蔬菜。全部的肉都是我的。點什麼肉、烤的節奏和分量，都可以自己決定。

我認為，敢不敢一個人吃燒肉，是判斷一個人是否具有「獨活性格」的分水嶺。但就像一個人唱KTV、一個人吃拉麵已逐漸成為一種趨勢，今後也會有越來越多人敢一個人吃燒肉吧。不過截至二〇一九年，敢一個人吃燒肉派與不敢一個人吃燒肉派，仍有很大的差距。

敢一個人吃燒肉派認為這「完全沒問題，有什麼好不敢？」不敢一個人吃燒肉派則是「打死都不敢！」根據我的經驗，兩派的占比約四比六。

所謂「物以類聚」，倘若你覺得「我周遭的人都敢一個人吃燒肉」，基本上，你應該也敢一個人吃燒肉；反觀不敢一個人吃燒肉的人，身邊也應該多是和他一樣的人。

近年來，市中心的一人燒肉專門店越來越多。這樣的店不只專為「不敢一個人吃燒肉」的人而設，也是我們獨活之人的福音，甚至還為獨自用餐者推出特別的點餐方式。

例如某間一人燒肉專門店可以單點一片肉，一般燒肉店一盤約五片肉，這樣的點餐方式迎合了雖然是一個人，但想吃不同種類肉品的需求。雖然這種店的客人都是獨自一人，但我覺得和朋友一起去，坐在各自的座位上烤肉也會很有趣。總之，可以單點一片肉，真是太好了。那就每一種都來一片，品嘗、比較一下吧。

若想去一般的燒肉店，建議利用午餐時段。午餐時段有不少一個人吃燒肉的客人，點一盤肉、一杯烏龍茶，迅速飽餐一頓便離開。

建議可以在平日下午四、五點或是午夜十二點過後，客人比較少的時段挑戰一個人吃燒肉。從比較不引人注意的冷門時段開始，讓身體慢慢習慣獨活。

此外，比起個人經營的燒肉店，連鎖燒肉店店員與客人的互動比較沒那麼親密，也比較適合挑戰一個人吃燒肉。題外話，我很喜歡一間曾和別人因為商談公事而去的燒肉店，後來實在克制不了想再嘗一次的欲望，自己一個人去了這間個人經營的燒肉店，但不是挑午餐時段，而是晚餐時段去。

我感覺自己像是跳過日本所有容易攀登的高山，直接去挑戰聖母峰。但儘管如此，真的好想去吃。某個瞬間，「無論如何就是想吃」的情感凌駕了「難為情」的情感。

好想吃、好想試試看、好想去，坦然面對自己的欲望，就是克服難為情的最好方法。

適合這類型的人

★想按照自己的步調烤自己想吃的肉！

★想把一人燒肉店所有種類的肉品都吃一遍！

12 一個人吃壽司

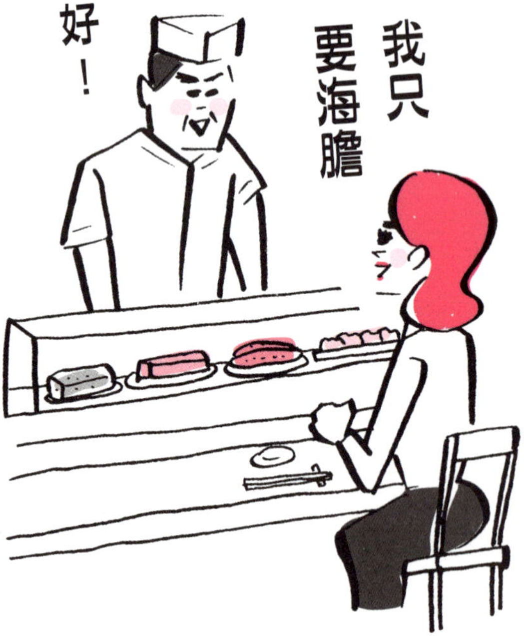

難易度：★★☆☆☆

孤獨度：★★☆☆☆

時間：30 分鐘～　費用：3000 日圓～

備註：近來有壽司店推出吃到飽方案，一個人也 OK

只點自己愛吃的種類！「偏好獨活」

我很偏食，是那種只吃自己喜歡吃的食物也吃不膩的類型。以壽司來說，「其他都不想吃，我只想吃海膽！」我常常這麼想。

無奈我的耳根子軟，每次和別人一起去吃壽司時，我往往會點鮪魚、鮭魚卵之類的，頂多只點三貫海膽壽司。雖然我非常想只點海膽壽司，但必須克制這種想法，做出「正常點餐」的樣子。明明那麼喜歡吃海膽，為何在別人面前只能「正常點餐」呢？

如果是一個人，就可以任意點自己想吃的。若想享受美食又不傷荷包的話，去趟迴轉壽司店就對了。迴轉壽司店近來多是用平板點餐，由輸送帶把餐點送至客人面前。也就是說，可以不必在意店員的目光，只點自己愛吃的種類。完全沒壓力！簡直是天堂！

至於傳統壽司店的話，因為必須跟師傅面對面，所以難度有點高。我建議去「有藉口要去」的店。我常去位於築地一帶的壽司店。築地是各地想要吃到新鮮魚類的人一定會造訪的地方，也就有了「想去築地吃美味海膽」的藉口，或是以魚類聞名的觀光聖地的壽司店也行，因為也有「想嘗嘗當地的海膽」這藉口。

記得以前去富山時，偶然走進一間壽司店，有位大叔點了三貫章魚壽司，沒想到他吃完後又加點六貫章魚壽司。這裡可是以紅鱸和白蝦而聞名的富山啊！大叔居然沒吃名產，而是猛嗑章魚，這讓我深感鼓舞。原來有人會這樣點餐啊。

章魚大叔給了我小小的勇氣。透過章魚，我感受到偏食的羈絆，並在心裡發誓總有一天，我也要鼓起勇氣說：「我要六貫海膽壽司！」

適合這類型的人

★想用平板點餐，無壓力吃壽司！

★只想大啖自己偏愛的種類！

13 一個人吃火鍋

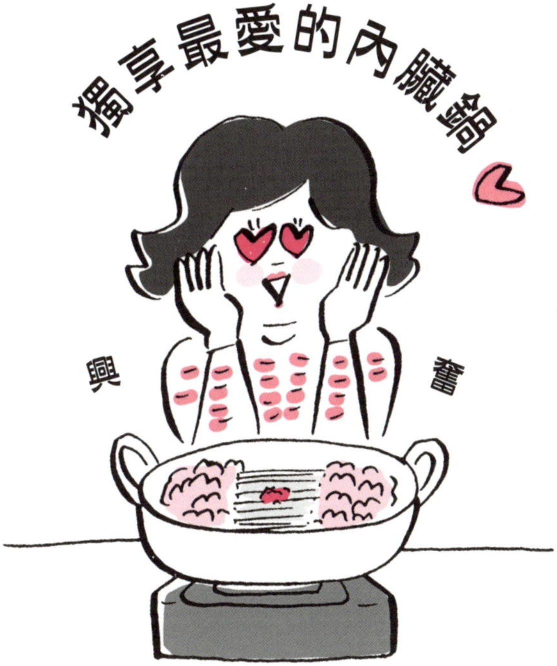

難易度：★★☆☆☆

孤獨度：★★★☆☆

時間：1 小時～　費用：4000 日圓～

備註：有些店家的午餐時段接受一人訂位

獨享一整鍋！「口腹之欲獨活」

或許有人覺得火鍋這種東西在家煮就行了。但近來火鍋界可是有著驚人的進化，除了標準火鍋外，也有道地的香料火鍋，以及加入白子、鮟鱇魚肝、牡蠣等食材的痛風鍋，還有放了羊肉和香菜的異國風味鍋。湯頭的味道、食材的味道等，若要追求品質，還是得坐在店裡享用。

尤其是內臟鍋，火鍋店的品質絕對比超市賣的調理包來得好，以內臟鍋聞名的火鍋店就更不用說了。專業人士精選的食材、烹調的味道，讓人食指大動。

某天晚上，最愛內臟鍋的我抵抗不了誘惑，走進火鍋店。問題是一般火鍋店的分量都是兩人份起跳，「嗯，就這樣吧。」結果我一個人大啖兩人份火鍋，但這要在胃幾乎空空如也時才辦得到。

近年來以東京為主，標榜一個人吃火鍋，每個座位擺上一個小鍋子的專門店、壽喜燒店越來越多。用一人份小火鍋享用美食真的很開心，但也不是隨處都有這種店。

即便如此，我還是最愛一個人吃火鍋，尤其是獨享內臟鍋，感覺鍋子裡的牛腸、豬內臟多到吃不完，這些美味全是我的，著實幸福無價。獨活就是一種合法的獨占體驗。

適合這類型的人

★塞得下兩人份火鍋分量！

★想獨占一整鍋的快樂！

14

一個人去酒吧

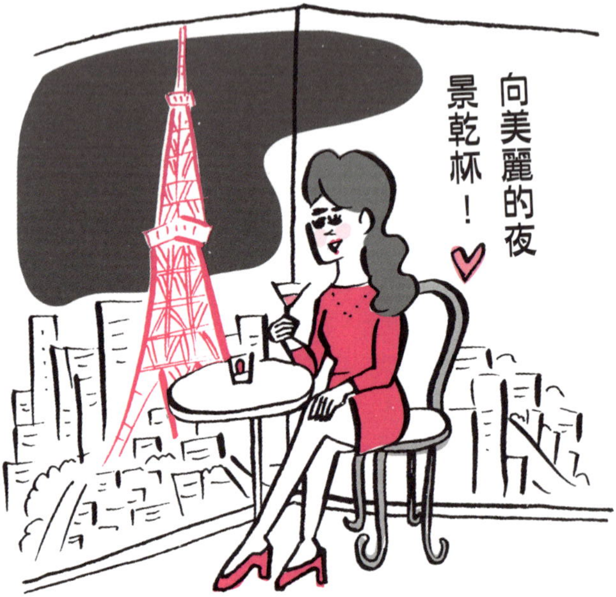

難易度：★★☆☆☆

孤獨度：★★★☆☆

時間：1 小時　費用：5000 日圓

備註：有些飯店的酒吧有服裝規定，不能穿得太休閒

眺望夜景，優雅的「熟女獨活」

一般認為「一個人去酒吧」算是獨活中難度沒那麼高的類別吧。搞不好平常不從事獨活的人也會獨自去酒吧。

雖然難易度是兩顆星，但我個人覺得應該有五顆星。我一直對一個人去酒吧有很高的心理障礙，因為很難拿捏與其他客人、酒保之間的距離，無論是物理上還是心理上都到了令人畏懼的程度。

酒吧是和年齡、背景等什麼都不一樣的人偶然相遇，一起喝一杯，愉快交談的成人社交場所。這是我在電視劇上看到的酒吧給人的印象。人們之所以認為一個人去酒吧的難度不高，正是因為能在酒吧有愉快的邂逅。

像我這種不善交際的人，不就很難一個人去酒吧嗎……。但出乎意料的是，位於飯店高樓層的酒吧還真適合獨活呢！

飯店的酒吧除了吧台席外，還有能眺望美景的靠窗座位，非常適合只想品嘗美酒，不想和別人交際的人。可能考量到很適合情侶約會，靠窗座位都是兩人桌，而且桌子之間的距離很寬敞。所以雖然是酒吧，座位卻設計成不需要和其他客人和酒保打交道的形式。

因為是飯店裡的酒吧，價格自然偏高，但也有一千日圓左右的雞尾酒。不過，菜單上的雞尾酒名字都很怪，著實看得一頭霧水，所以要是沒那麼排斥和服務生交談的話，那就不用多想，直接問「有推薦的嗎？」服務生肯定會介紹他們的招牌雞尾酒。像我這種盡量避免和別人交談的人，遇到不知該怎麼點時，就點一杯白酒或日本酒。無論是啤酒、白酒還是威士忌，有個走到哪裡都適用的「口袋名單」會很有用。

在不受打擾的空間，品嘗美酒，悠閒地眺望城市，這是能讓人忘卻日常生活的絕妙體驗。

當然，不見得每一間飯店都有這樣的酒吧。但只要是位於高樓層的酒吧，一定有可以眺望美景的靠窗座位。建議進店時主動表示想坐靠窗座位，就不會被服務人員安排坐吧台了。

要是覺得一個人坐在情侶約會用的座位上喝酒有點難為情的話，不妨冷靜想想，獨自坐在飯店高層酒吧品嘗美酒、享受美景的熟女，不是超酷的嗎？

適合這類型的人

★想獨自一邊喝酒，一邊眺望美景！

★不想和其他客人和酒保打交道

15

一個人去吃到飽餐廳

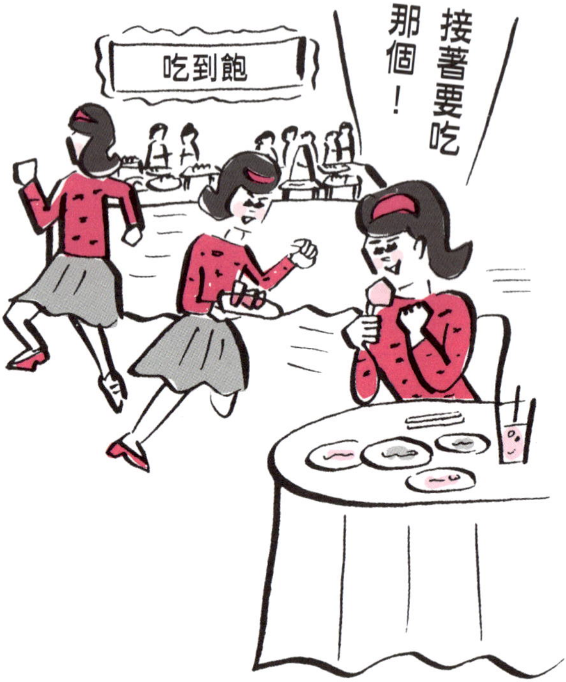

難易度：★★☆☆☆

孤獨度：★★★☆☆

時間：90 分鐘～　費用：2000 日圓～

備註：有些餐廳平日和例假日的收費不一樣，建議先確認

分量與時間都取決於自己！「依自己步調獨活」

看著前述介紹一個人的獨活方式，像是拉麵、串燒、牛丼、燒肉、壽司、火鍋等，感覺某件事快曝光了……是的，那就是我很愛吃，所以有很多飲食類的獨活經驗。

飲食類的獨活真的很不錯，就算剔除我本來就愛吃這一點，所有獨活類別中，我還是最推薦飲食類。

飲食類獨活就是吃當下想吃的東西，跟隨自己「想吃」的熱情，決定要去哪裡大啖美食。所以就算不合自己的口味，成了一次不太愉快的經驗，也因為是自己的選擇而沒什麼好抱怨，這正是飲食類獨活的魅力。

吃到飽餐廳琳瑯滿目，從和食到西式餐點、中華料理、各式甜點，一應俱全，讓人從踏入餐廳的瞬間就情緒高漲。

不過，通常吃到飽餐廳給人的印象是一群人邊聊天，邊排隊取餐，所以一個人去頗難為情。但其實沒這回事。仔細想想，就算是一群人用餐，但每個人取餐的時間都不一樣，最終大家都是照著自己的步調取餐，所以周遭人不會訝異一個人來用餐這種事。

一個人去吃到飽餐廳是所有飲食類獨活中，最能控制內容與分量的方式。光是盡情取用自己愛吃的東西就是一種幸福。而且一個人用餐，不必等到聊天的空檔才能取餐，可以輕鬆自在地用餐是一大優點。像這樣累積小小的解放感，就是提升每天幸福指數的第一步。

適合這類型的人

★不想因為選擇餐廳而後悔！

★想挑戰自己的食量！

16 一個人去動物園&水族館

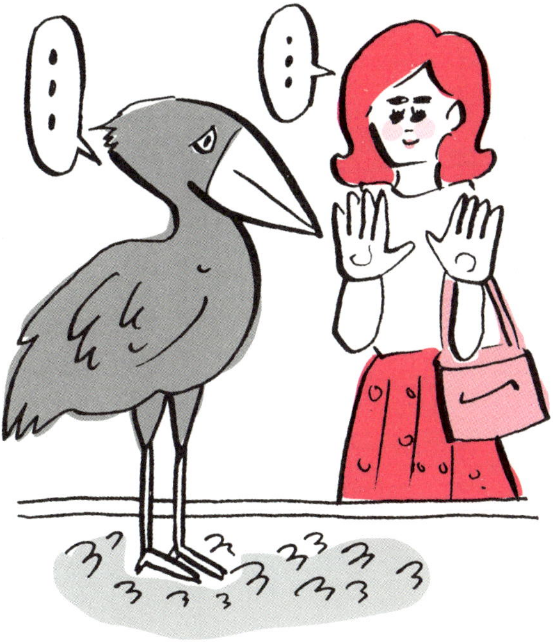

難易度：★★☆☆☆

孤獨度：★☆☆☆☆

時間：30分鐘～　費用：500日圓～

備註：早上或傍晚是動物最活潑的時候，也是最適合拍照的時間點

只想靜靜望著自己的最愛「熱愛本命獨活」

動物園和水族館是自己一個人去或與人結伴同行，遊逛方式有極大差異的地方。我有一位熱愛深海生物的朋友曾說：「因為我想站在水槽前仔細觀察生物，所以都是一個人去水族館。」

某位貓熊控大讚自己的本命是「貓熊界的橋本環奈」，甚至喜歡到一個人飛去中國見他的本命。他說就算貓熊看起來長得都一樣，但仔細觀察就會發現有的鼻子比較挺，有的頭比較圓，每一隻的樣貌都不同。我從沒想過每一隻貓熊都長得不一樣，所以對他一個人去動物園能有此發現深感佩服。

這位貓熊控某天的行程是早上七點半就在動物園門口排隊等待九點半開園，然後為了看貓熊，排了三次隊。中午暫時回家處理事情，傍晚再回動物園看貓熊，可說是不折不扣的貓熊控。

一個人去動物園或水族館的好處，就是要看哪一種生物、怎麼利用時間，完全取決於自己。就算一整天只看長頸鹿，或是在水族館只看水母，也不會有人發牢騷。這就是獨活的妙趣，自由自在多美好。

另外，一個人也比較方便拍照。無論是動物還是魚類，都不可能看鏡頭擺姿勢。有時候躲在陰暗處，怎樣也不肯出來。不然就是移動太快，根本來不及拍照。如果是一個人，就可以不顧時間，直到拍出最佳照片為止。

與人結伴去動物園和水族館的目的，是透過生物共享某一段時光。一個人去動物園和水族館的目的，則是為了好好觀察生物。

適合這類型的人

★想一直觀察某種動物！

★想捕捉本命動物的美照！

17

一個人的鐵路之旅

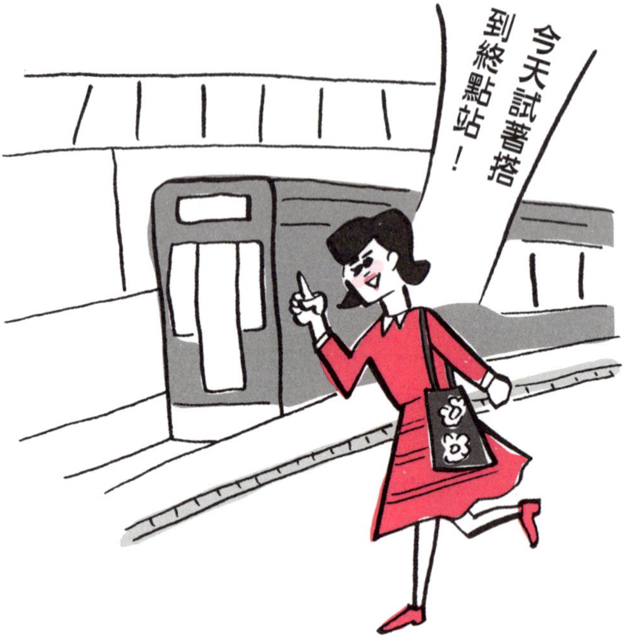

難易度：★★★☆☆

孤獨度：★★☆☆☆

時間：半天～

備註：鐵路之旅的最強工具「青春 18 車票」，請務必注意開賣時間

隨著電車一路搖晃「自由自在的獨活」

我曾經使用「青春18車票」，把所有事拋諸腦後，隨著電車一路搖晃，享受鐵路之旅。那時從東京搭車到埼玉縣很偏僻的地方，再南下到熱海。在熱海附近的小料理店吃晚餐，隨意搭上一班夜行列車，回神才發現自己到了大阪。

只記得抵達大阪時，已經疲累萬分，邊走邊吃幾顆章魚燒就搭上回程車了。那時我還是個沒自己一個人去過什麼地方的大學生，但光是隨著電車一路搖晃就莫名覺得自己很厲害。

一個人的鐵路之旅就是隨心所欲，走到哪玩到哪，當然也是要決定去哪裡、搭哪一班電車就是了。「玩累了、滿足了，就打道回府」，坦率跟隨簡單的欲望，就是一個人旅行的好處。

另外，規定自己旅行時不能滑手機、上網，好像也很有趣。搭乘電車時，往往會因為經過隧道而收訊不好，容易因此感到煩躁，不妨乾脆就不要用手機了。只依靠車站時刻表和開口問路的電車之旅，感覺會是一趟刺激的旅程。

尤其在工作和生活方面必須與人一起行動、沒什麼私人時間的人，更要嘗試這種解放感。

適合這類型的人

★只是想隨著電車一路搖晃！

★想嘗試自由自在的旅行方式！

18

一個人採水果

發現一顆好大的梨子！

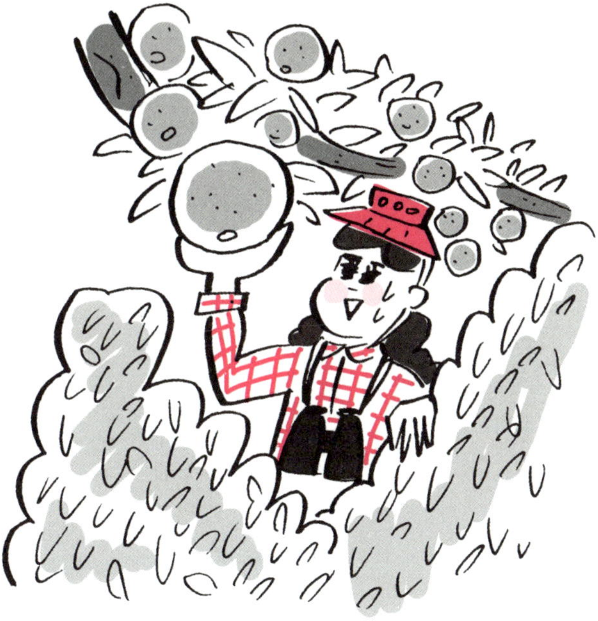

難易度：★★★☆☆

孤獨度：★★★★☆

時間：1 小時　費用：1000～2000 日圓

備註：大部分果園是採預約制，務必事先確認

自由自在採水果「親近大自然獨活」

一個人去果園採梨子時，總覺得這種感覺好熟悉。照著自己的步調，摘梨、放進籃子，猶豫著接下來要摘哪一顆……。這種感覺很像自己一個人買衣服時的自在感。

想起第一次自己買衣服時，「不必等別人，也不會讓別人等，真好！」這種奇妙的解放感。

想去果園採草莓最好安排在週五或週六早上，因為週末假日沒被採摘的草莓，要等到下一週的週五、週六才會成熟。如果可以的話，最好避開團體遊客的到達時間，但這方面的資訊難以查找，最好事先打電話詢問果園比較保險。

基本上，這類活動都是採預約制。即使網站上有標示開園時間，但依據現場狀況，有時會休園，或是幾乎被採摘光就不會開放了。

此外，要是不排斥集體行動的話，乾脆報名參加遊覽車之旅也不錯，不但省去調查交通方式的時間，還能順道一遊周邊的酒窖、溫泉、觀光聖地等。

採水果不僅能把收穫的水果帶回家，得到成就感，也能享受到旅行的感覺。在被水果環繞的果園裡，享受幸福的自由時光吧。

適合這類型的人

★想照著自己的步調採水果！

★想避開人潮採水果！

19 一個人搭乘熱氣球

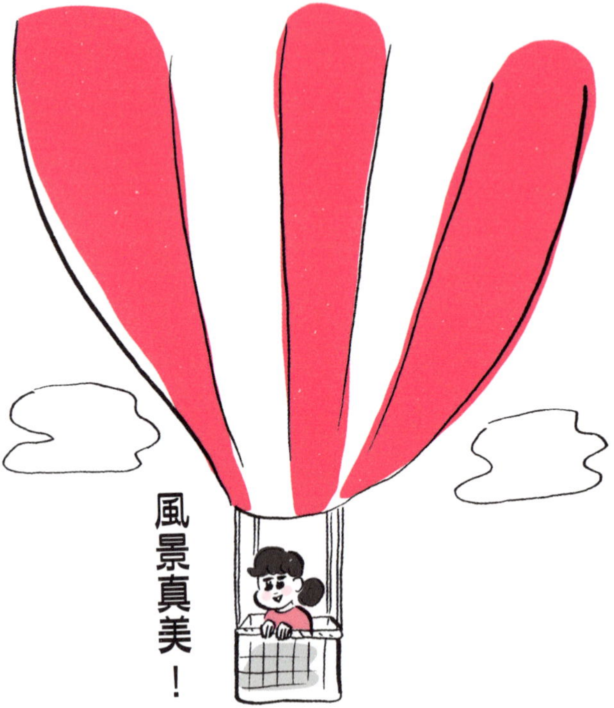

難易度：★★★☆☆

孤獨度：★★★☆☆

時間：30 分鐘～　費用：約 3000 日圓～

備註：真正的飛行體驗一趟所需時間約 2～3 小時，費用一般是 20000 日圓

重返童心「令人興奮的獨活」

你知道許多公園有搭乘熱氣球的活動嗎？通常一大早就開放報名，依報名順序安排搭乘，但必須看當天的天候狀況決定是否舉行。雨天的話，就得中止；就算晴天，但如果風太大也得中止。總之，這是非常看天候運作的遊樂設施。

我去參加活動的那天颳著強風，所以三度中止。其中一次，因為實在很難斷定活動是否能如常進行，所以主辦單位遲遲無法決定。直到早上七點，傳來宣布活動取消的廣播，儘管那時已經有上百人報名參加，還是無法如期舉行。只能說，熱氣球就是這麼麻煩的遊樂設施。

儘管搭乘熱氣球的時間頂多約一分鐘，卻有不少人為了體驗這一分鐘而來。一大早就來到會場，還要有隨時可能被迫取消的心理準備，所以實在很難邀約別人同行參加這活動。

如果順利的話，就可以成功搭乘熱氣球，不過一次會有十個人搭乘，無法單獨一人搭乘。至於搭乘熱氣球的感想……其實沒什麼特別的感覺，畢竟一般遊樂園也有緩緩升空的遊戲設施，「初次體驗」的新鮮感並不強烈。

那麼，搭乘熱氣球究竟有什麼樂趣呢？應該是排隊等候時，看著其他人搭乘的熱氣球上升下降的樣子，還有看著原本扁扁的熱氣球迅速變膨脹，最是令人興奮。熱氣球真的很漂亮，近距離看著色彩繽紛的球體注入空氣後，變得有飽滿又光滑的模樣，是很難得的體驗。

雖然一個人去的門檻不高，但因為活動很早就開始，加上可能因為天候不佳被迫取消等因素，所以難度為三顆星。

適合這類型的人

★想欣賞熱氣球，感受那份期待！

★這輩子想挑戰一次搭乘熱氣球升空！

20

一個人的慕尼黑啤酒節

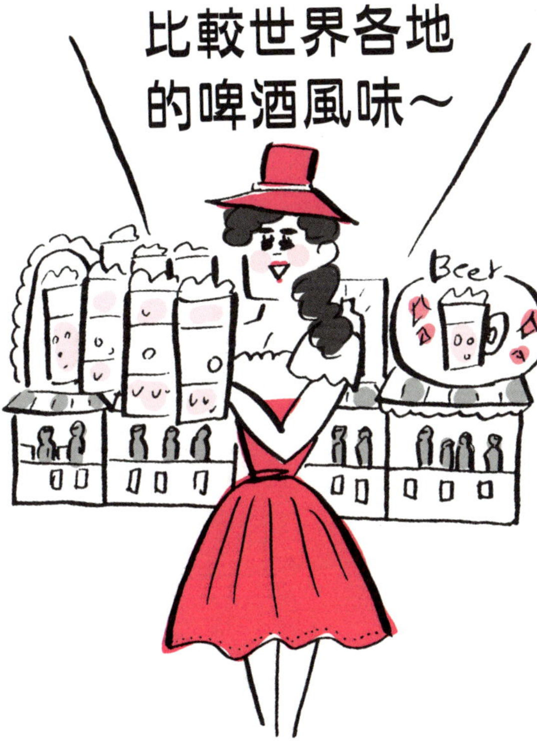

難易度：★★★☆☆

孤獨度：★★★☆☆

時間：1 小時～　費用：約 3000 日圓～

備註：有時會要求客人買第一杯啤酒時，先預付酒杯的押金

可以喝到各種平常喝不到的啤酒！「慶典風情獨活」

在啤酒的慶典「慕尼黑啤酒節」，可以享受到世界各地的啤酒，不但販售日本沒有進口的啤酒，還能品嘗道地的德國香腸。

其實有不少喜歡啤酒的饕客，會獨自參加這樣的盛宴，所以獨活初學者也能輕鬆參加。而且，通常一群同行者會派某個人去買飲料或食物，因此即使是一個人在場也不會很突兀。

不過，可能是因為啤酒節的熱鬧氛圍吧，常常會有陌生人來搭話就是了，所以要有心理準備比較好。記得我有一次去的時候，才剛坐下就被不認識的大叔（他也是一個人來）拜託幫忙看顧包包，著實讓我傻眼。

順帶一提，也可以租借德國傳統服飾巴伐利亞裙（Dirndl），一邊 cosplay 一邊暢飲啤酒。雖然這需要一點勇氣，但只要想說也沒什麼其他機會可以穿，就有勇氣嘗試了。

舞台上的表演者會煽動大家一起乾杯，炒熱氣氛，但讓我印象深刻的是，不少隻身前來參加的人還是自顧自地安靜喝酒。在如此熱鬧的活動中，沒有出現強制大家要一起嗨的氛圍，還真是難得。

在慕尼黑啤酒節，一群人有一群人的歡樂，獨自一人有獨自一人的自在，大家都能隨心所欲。

適合這類型的人

★想喝日本沒有進口的啤酒！

★想品嘗道地的德國香腸！

21

一個人的露天啤酒花園

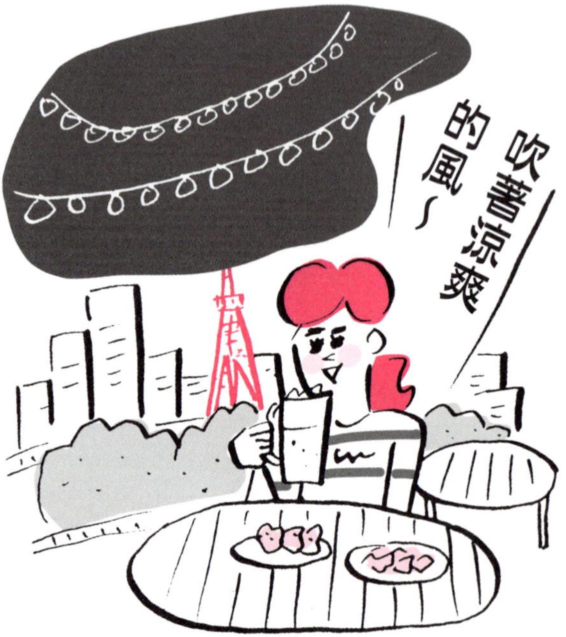

難易度：★★★★☆

孤獨度：★★★★☆

時間：2 小時　費用：約 3500 日圓

備註：高尾山、晴空塔等，都有可以享受美景的露天啤酒花園！

沐浴在盛夏涼風中的「爽快獨活」

雖然同樣是在戶外暢飲啤酒，但無論是客層、氛圍還是獨活的難易度，露天啤酒花園和慕尼黑啤酒節完全不一樣，所以另闢單元介紹。

慕尼黑啤酒節只有短短幾天而已，而且場所受限，也不是在盛夏時節舉行。炎熱夏天能在戶外輕鬆暢飲啤酒的地方，就是露天啤酒花園了。

其實我對於在露天啤酒花園飲酒聚會沒留下什麼好印象，因為四周嘈雜，實在不適合聊天。常常聽不清楚對方說些什麼，頻頻詢問又很麻煩，只好假裝聽得到，禮貌地應和。而且說話得扯開嗓子，回家時都會覺得喉嚨有點痛。感覺跟一群人去露天啤酒花園時都是這樣。

不過總覺得露天啤酒花園的魅力應該不只如此。如果一個人去的話，不必和誰交談，只要享受涼爽的風、暢飲啤酒就行了。抱著這般想法，我想自己去露天啤酒花園，但這沒有想像中簡單，因為怎樣都預約不到。

倒不是因為太受歡迎，所以預約不到，而是許多露天啤酒花園都要求至少兩人以上才能預約，我只好不斷尋找有接受一位預約的店家。以前跟其他人去露天啤酒花園並沒有很盡興，但我相信如果自己一個人去，應該會喜歡上它，所以很想去體驗看看，相信露天啤酒花園也等著我去體驗。

後來我總算找到一間接受一位客人預約的露天啤酒花園，但只有一位的話，不能點燒烤套餐，只能單點。我能理解店家覺得單人顧客不太划算的心態……。

在戶外一個人暢飲啤酒的感覺真的很特別。我不覺得有什麼來自別人的異樣眼光，事實上也沒人會張望四周，盯著別人看。或許在戶外飲酒的那種解放感，讓每個人都變得更放鬆了吧。

況且就必須自己拿著杯子去續杯這一點來說，就算是一群人一起去，也有各自去續杯的時候，所以就算是一個人來喝酒也不突兀。只是很少有店家願意接受一位客人的預約，真的很遺憾。

希望日本全國各地的露天啤酒花園業者都能翻閱這本書，友善對待想獨自體驗戶外暢飲的客人。

適合這類型的人

★想趁炎炎夏日在戶外暢飲啤酒！

★即使要克服預約的難關，也想盡情暢飲！

22

一個人吃法式料理套餐

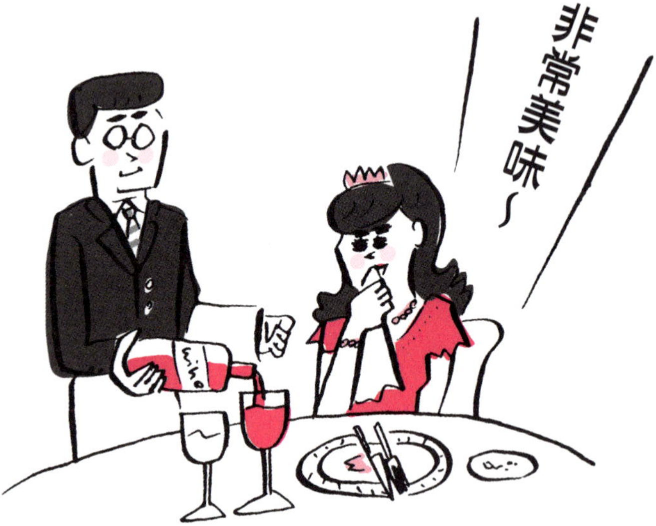

難易度：★★★★☆

孤獨度：★★☆☆☆

時間：2 小時～　費用：10000 日圓～

備註：建議可以從比較沒那麼正式的午餐開始挑戰！

品嘗高級料理的「放鬆獨活」

有些餐廳不接待獨自前來用餐的客人，提供高級料理套餐的餐廳就是其中之一。畢竟餐廳追求提高每桌的金額，對單人用餐來說很不利。這時，就會深切覺得這世界對於「一個人」還真不友善。

雖然如此，還是有歡迎一個人用餐的餐廳。這是我在某間法國菜餐廳聽聞的事，原來套餐是貴族招待客人時準備的料理，主要目的是為了展現自己的財力，而不是款待客人。

也就是說，高級套餐是為了「展示給別人看的」。那間餐廳的服務生說：「或許因為有此歷史背景的關係，所以有些店不接受一個人用餐的訂位。」而在接受一個人訂位的餐廳裡，經常可見有錢有閒的年長者獨自悠閒享用高級套餐。

我覺得一個人享用法式料理套餐的最大優點，就是不必過於在意用餐禮儀。

畢竟和別人用餐時，必須留意用餐禮儀……總之，讓人很緊張。往往因為太緊張，根本記不得餐點的滋味。一個人享用套餐就沒這些煩惱，可以專注享用美味的高級食材。

如果會在意其他客人的目光，最好提早預約包廂。

適合這類型的人

★想在特別的日子好好犒賞自己！

★想從容享用法式料理套餐！

23

一個人吃中華料理

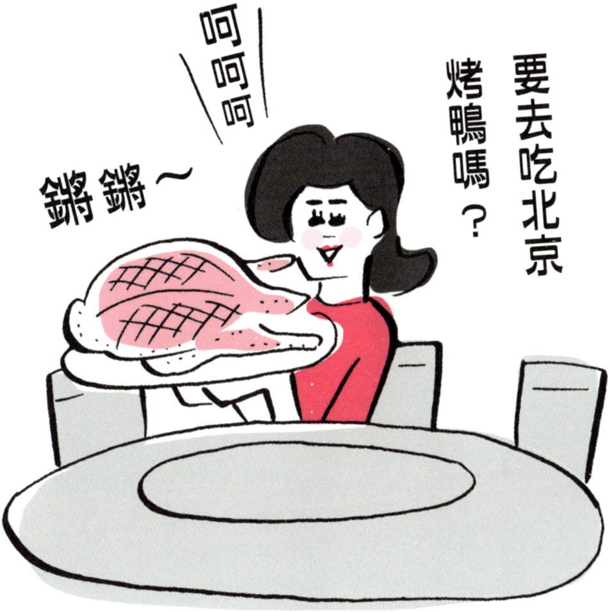

難易度：★★★★☆

孤獨度：★★★☆☆

時間：1 小時～　費用：約 3000 日圓

備註：一整隻北京烤鴨約 1 萬日圓

大圓桌轉啊轉「餐飲秀獨活」

道地中華料理店的桌子都是大圓桌，所以一個人實在不好意思走進去。但其實餐點的分量才是一大難關，因為料理分量是以多人用餐為前提，所以基本上，中華料理就是分享文化。

因此，要去之前可以先打電話詢問店家，吃不完的料理能否打包，再決定要不要去。

我曾在好奇心驅使下，鼓起勇氣一個人去吃北京烤鴨。服務生送來比臉還大的北京烤鴨，「這是您點的北京烤鴨～」，然後鴨肉就被分切處理，光是這樣就像一場餐飲秀。

雖然北京烤鴨看起來薄薄的，但因為脂肪含量高，只吃幾片就很有飽足感。難得來吃中華料理，當然會想點麻婆豆腐和點心，結果菜餚剩了一大半，幸好這家店可以打包，真是由衷感謝啊。

想一個人吃中華料理不容易吧？如果是午餐和晚餐的尖峰時段，勢必得和別人併桌，但如果避開尖峰時段，就能一人獨享大圓桌了。不妨多點些小分量的點心，享受一個人獨占圓桌的感覺。

坐在無人同桌的大圓桌前，一個人轉動圓桌的體驗還真是有趣。

適合這類型的人

★想挑戰一個人獨享北京烤鴨！

★想一個人轉大圓桌！

24 一個人去遊樂園

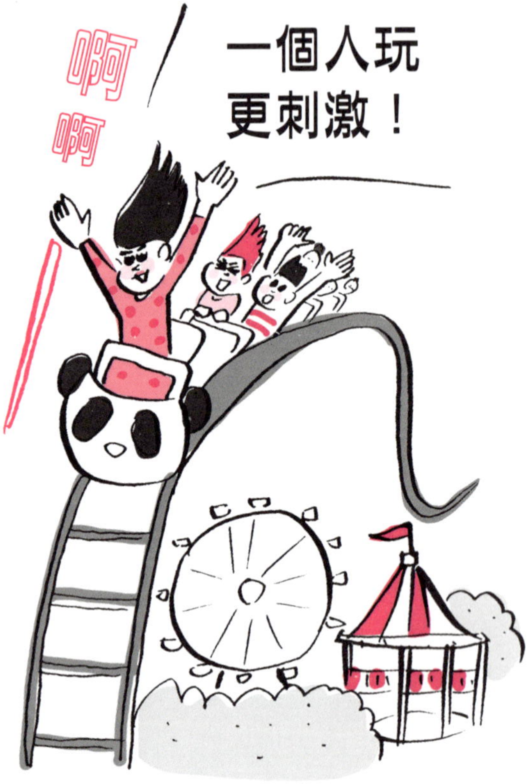

難易度：★★★★☆

孤獨度：★★★★★

時間：半天　費用：約 5000 日圓

備註：大部分遊樂園的入園費與遊樂設施是分別計費

五感總動員，刺激百倍！「新感覺獨活」

一個人去遊樂園的最大優點就是不需要配合別人的時間，可以挑平日去。另外，人都有自己的好惡，容易為了要玩哪個遊樂設施而鬧意見，有人想玩尖叫類設施和鬼屋，有人卻不想，無法達成共識的結果就是只能挑最普通的遊樂設施玩……。所以如果想依照自己的喜好自由選擇遊樂設施，最好是一個人去。

建議一個人去遊樂園時，先搭乘摩天輪。欸？先坐這個？也許你會很詫異。沒錯，先坐這個。

如果認為在黃昏時段搭摩天輪很適合，那就大錯特錯了。只有情侶才會為了看夜景而坐摩天輪，既然是一個人就沒必要挑這時段搭乘。

摩天輪是最能掌握整個園區的遊樂設施。趁著車廂緩緩上升的期間，不妨拿著地圖確認各種遊樂設施的位置，了解整個園區大概多大，規劃一下路線。趁著摩天輪轉一圈的時間，掌握這些資訊。

曾有人擔心地問我：「一個人玩尖叫類設施，真的可以尖叫嗎？」這還用問嗎？當然可以啊！反正坐上去後，根本沒人有心力在意別人鬼吼鬼叫。

話說，一個人玩尖叫類設施的恐怖程度，遠比有伴同遊時來得恐怖。這是我初次一個人去遊樂園時的最大發現。

就連不算太刺激的雲霄飛車都比想像中恐怖，因為一個人玩時，心思完全集中於「遊樂設施」，根本就是五感總動員面對恐怖，比和別人一起玩還要恐怖好幾倍。即使是不太刺激的遊樂設施，也能讓人充分得到滿足，就這點來看，一個人去遊樂園的CP值算是不錯吧。

適合這類型的人

★想自由玩自己想玩的遊樂設施！

★每次都覺得尖叫得不過癮！

25
一個人去迪士尼

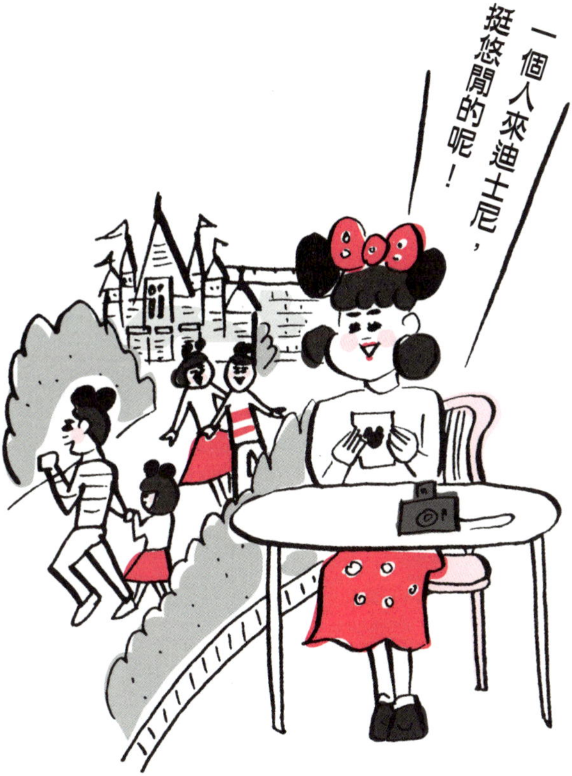

難易度：★★★★☆

孤獨度：★★★★☆

時間：半天～　費用：約 10000 日圓

備註：只有迪士尼海洋有提供酒類，爆米花也有多種口味

絕對滿足！「樂趣無窮獨活」

一個人去迪士尼有太多值得一提的地方，所以另闢單元介紹它的獨特魅力。因為普遍認為難度頗高，所以給了四顆星，但其實一個人去迪士尼的遊客還真不少，也常見到迪士尼愛好者用單眼相機拍攝遊行等活動。

迪士尼有所謂的「單人騎士專用入口」，一個人去的遊客可以優先享受遊樂設施，可說是一大亮點。因為幾乎所有遊樂設施都是雙人座位，所以當三人或五人乘坐時，空出來的座位就能讓一個人去的遊客乘坐。提供這項服務的遊樂設施有迪士尼樂園的「飛濺山」、迪士尼海洋的「印第安瓊斯的冒險旅程」與「憤怒雙神」等。雖然種類不多，但對於尖峰時段起碼要排隊兩小時以上的熱門遊樂設施來說，等不到五分鐘就能搭乘真的有賺到的感覺。

此外，照著自己的步調漫步園區，可能會發現之前和朋友聊天時完全沒注意到的彩蛋。在大排長龍的人氣遊樂設施之外，還有不少意想不到的小型表演，園區街上隱藏的米奇身影也是一大驚喜。你可以早一點占個好位置觀賞遊行表演，跟可愛的吉祥物們相見歡。獨自用餐也更有彈性，就算是擠滿人的餐廳，如果選擇吧台席就能很快入座。

我一個人去迪士尼時還強烈感受到一件事，就是在迪士尼樂園裡的遊客，幾乎完全不在乎周遭的人。每個人都沉浸在園區的歡樂氣氛中，根本不會在意那些獨自一人的遊客。

一個人來到亮點滿滿、樂趣無窮的迪士尼，可以瞧見另一種樂園風情，真的很有趣。迪士尼果然是日本服務業的金字塔啊！

適合這類型的人

★想利用單人騎士專用入口，乘坐遊樂設施！

★想一個人悠閒享受成熟大人的迪士尼！

26

一個人賞花

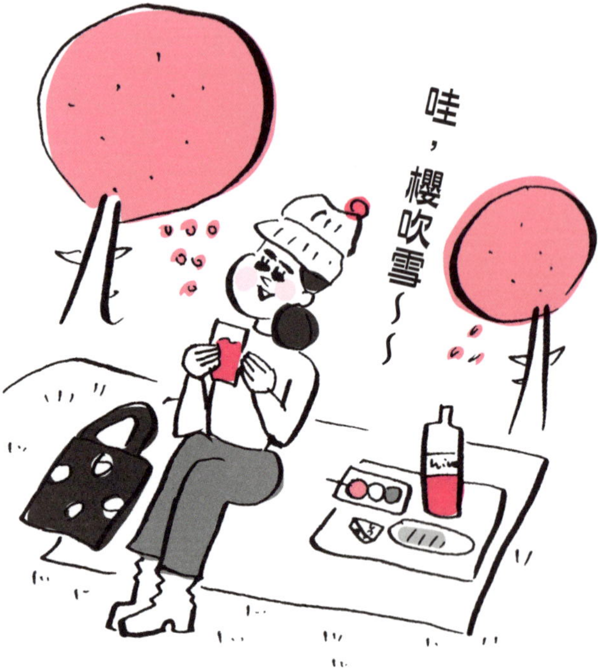

難易度：★★★★☆

孤獨度：★★★★☆

時間：2 小時　費用：約 3000 日圓

備註：帶著折疊椅和小毛毯去賞花，會更愜意！

都是自己喜歡的酒和下酒菜的「貪欲獨活」

每年賞花時，我都會心生一個疑問。

（……大家真的是來賞花的嗎？）

賞花的目的本來是「欣賞花」。我想賞花，但跟著一大群人賞花的結果往往是不停聊天、喝酒……根本沒空賞花。既然如此，何不一個人賞花呢？仔細想想，並沒有規定必須是一群人才能去賞花。

一個人賞花的優點是可以只買自己喜歡的酒和下酒菜，就算買價格稍微貴一點的下酒菜也不會有人抱怨。也不用跟旁邊的人說「我可以吃那個嗎？」可以不必顧慮旁邊的人，更不用為別人斟酒，一切都很自由。

另外，也不必那麼辛苦占位子。反正自己一個人，只要有一處可以放食物、飲料的空間就行了，不必擔心人很多會找不到位子。

這是我以前一個人賞花時的事。當我把買來的東西排放在野餐墊上，準備開始小酌時，有個在拍攝櫻花的外國人興奮地問我：「哇！一個人？你一個人？一個人喝酒嗎？」

看我的酒量不差，外國人還驚訝地說：「一個人喝這麼多啤酒啊？」我回答「Yes」，一個人默默地啜飲。也曾有從我面前走過的一群外國觀光客，看著我說：「She is only one!」

我說那幾位外國人啊！你們以為我聽不懂英文嗎？這麼簡單的英文，我當然聽得懂。

不知為何，外國人似乎對於一個人賞花這件事很感興趣。那時是平日的下午，這時間會在公園裡閒晃的人，應該是留學生吧。待他們回國後，要是寫了以「獨自賞花的日本人」為題的報告，總覺得自己多少得負點責任。

那時我學到一件事，就是一個人賞花真的很冷。櫻花季的寒冷不容小覷。

因為身邊沒人一起賞花，所以少了來自人的溫暖熱氣，也許帶著用保溫瓶裝的熱紅酒或熱清酒會比較好吧。在寒冷中瑟瑟發抖的我凝望著櫻花（這才是原本的目的），喝著大量的冷酒，這是我和自己的約定。

適合這類型的人

★想好好欣賞花的美！

★想買一堆自己喜歡的酒和下酒菜！

27 一個人去溫泉旅館

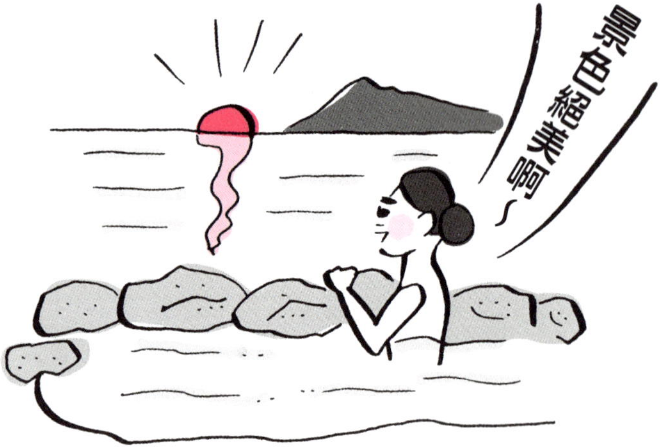

難易度：★★★★★

孤獨度：★☆☆☆☆

時間：兩天一夜～　費用：15000 日圓

備註：一個人去的話，有時會給等級比較低的客房

完全沉浸在一個人世界的「終極獨活」

這項獨活的難度在於很少有提供一個人住宿的溫泉旅館。當我搜尋一個人也可以住宿的溫泉旅館時，果然選項驟減，所以難度給五顆星。

似乎大部分人都覺得一個人去溫泉旅館沒什麼好難為情，但這社會就是不太接納。因為對業主來說，只接待一位客人住宿的收益不到兩位以上客人住宿的一半。如果你想一個人去，預算又充裕的話，直接支付兩人份費用也是個方法。

既然決定一個人去泡溫泉，那就安排平日請假去，挑客人沒那麼多的日子去最讚了。

旺季時，就算是一大早或半夜去大浴場也會和別人照面，無法獨自享受露天溫泉的絕美景色。此外，客房數量多的旅館，住宿客人也比較多，所以如果想提升獨享美景的機率，選擇客房數量沒那麼多、小而美的旅館，也是一大訣竅。

我最推薦的一人溫泉旅館是「後生掛溫泉」，這裡最有名的「箱型蒸氣浴」（箱型桑拿）真的很舒服。

箱型桑拿是一種整個人鑽入箱子裡的桑拿。後生掛溫泉的官網有照片，窩在筒狀箱子裡，只露出一顆頭的歐吉桑排排站。因為有箱子罩住，不會被人瞧見裸體，可以在專屬於自己的空間裡享受蒸氣浴。我覺得這是終極的個人溫泉、終極的個人桑拿。

搭新幹線到田沢車站，再轉乘公車約一個半小時多，就能抵達祕湯後生掛溫泉。後生掛溫泉有著「騎著馬來，穿木屐走回去」的俗諺，意味著有舒緩身體不適的效果。

除了箱型桑拿，在這還能享受「三溫暖泡澡」、「泥浴」、「沖打湯」、「神經痛之湯」、「火山浴」與「露天溫泉」等七種溫泉。

在箱型桑拿裡的安心感，就像用毛毯包裹全身，也像是窩在暖桌裡的感覺。

不過這裡由於是祕湯，所以沒有完善的沖澡設備，只能用兩條分別流出冷水和熱水的水管在水桶裡接水。在沒有沖澡設備的情況下，洗澡和洗頭的難度比想像中來得高，去之前要做好心理準備。

適合這類型的人

★希望住宿客人少一點，想獨享絕佳美景！

★想遠離日常繁囂，悠閒度日！

28 一個人的夜間泳池

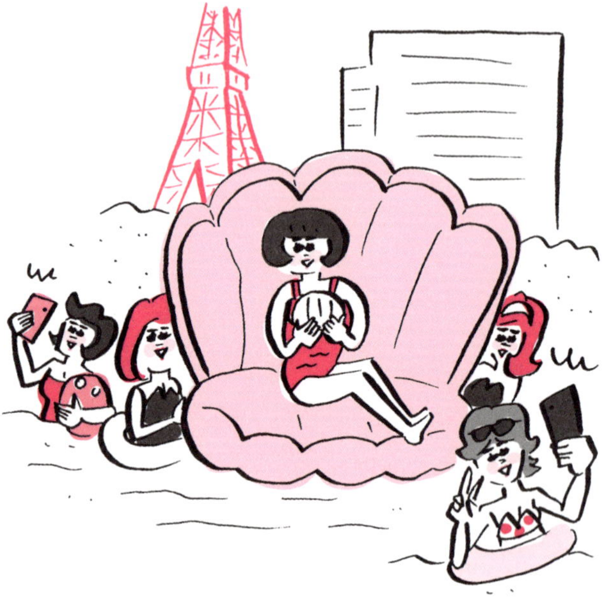

難易度：★★★★★

孤獨度：★★★★★

時間：2 小時　費用：4000 日圓～

備註：建議事先確認夜間泳池是否有提供拍攝 IG 美照的特殊道具

夏季新型態休閒活動！「暖心獨活」

近來隨著「ＩＧ美照」（インスタ映え）一詞成為流行語，夜間泳池成了炎夏熱門的休閒活動，也是「派對咖」的御用景點。

近來在派對咖之間，比起豔陽高照的海邊，不會曬傷的夜間泳池越來越受歡迎。因為夜間泳池給人「一群很時髦的人開趴的地方」這般印象，所以難易度給了最高的五顆星，但實際上沒有想像中那麼恐怖。來夜間泳池的客人以女性居多，而且多是一群女孩子，也沒看到四處搭訕的男人。

夜間泳池準備了很多泳圈。對了，在夜間泳池稱泳圈為「float」。我不太喜歡什麼都用英文的風潮，還是習慣泳圈這說法。我覺得夜間泳池的泳圈不太好用，因為都是國外進口的大泳圈，大到手很難抓住。

也有可以坐在上面的獨角獸或貝殼造型泳圈，可是只要稍微動一下就會失去平衡而落水。泳池裡漂浮著一堆難以駕馭的泳圈，每個人都忙著自拍。這是個理所當然用手機和自拍棒拍照的世界。

人潮一多，受歡迎的造型泳圈總是大排長龍。大家為了坐在泳圈上拍照，乖乖地站在池邊排隊，這光景還真是令人瞠目。泳池不就是「游泳的地方」嗎？但這裡並不是傳統意義上的泳池，怎麼說呢？比較接近海邊或沙灘的感覺。更準確地說，根本就是「攝影棚」。

大家為了坐上泳圈這個道具而乖乖排隊，夜間泳池根本就是拍ＩＧ美照的攝影棚。

可想而知，根本沒人在游泳。應該說，要是游泳濺起的水花潑到別人的手機，肯定會被白眼。我對於打破泳池給人的既定印象、創造出新文化的夜間泳池，有著莫名感動。

我也不甘示弱，在貝殼造型泳圈前排隊拍照。無奈泳圈一直打轉，很不穩，根本無法拍照。幸虧旁邊幾個女生伸出援手，幫我穩住泳圈。

無論是一個人還是一群人，大家的目的都是為了拍照，彼此之間形成合作關係，互相幫忙拍出好照片。沒想到夜間泳池的體驗竟是如此暖心。

題外話，我為了體驗夜間泳池，花了不少時間選購新泳衣，因為遍尋不著喜歡的款式。

一般夏季新裝都會標榜「修飾體型」之類的，但為什麼穿泳衣時卻要展現身材呢？真的很矛盾。怎麼想都是泳衣這東西很怪，不是我太鑽牛角尖。

適合這類型的人

★想上傳ＩＧ美照！

★想穿上充滿夏日回憶的泳裝！

29

一個人的相撲

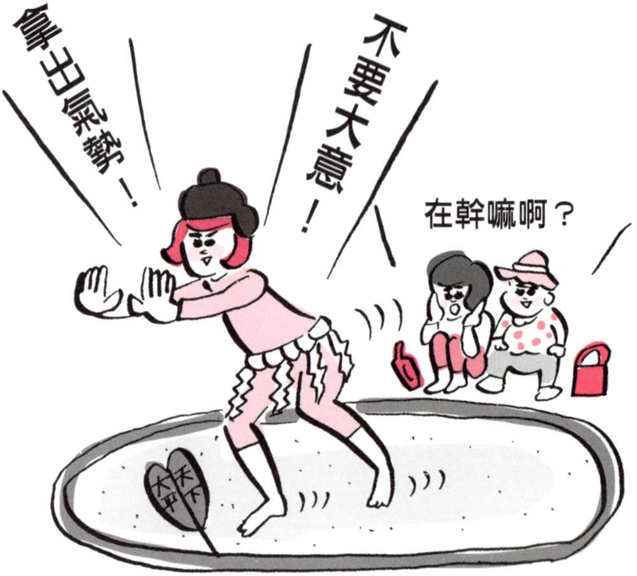

難易度：★★★★★

孤獨度：★★★★★

時間：1 小時　費用：3000 日圓（扮裝費用）

備註：相撲場通常必須事先預約，有些地方可以免費使用

全力模仿比賽情況的「想像力獨活」

有句話叫「一人相撲」（ひとり相撲），意思是即使沒有對手，一個人也氣勢洶洶地勇往直前。於是我試著挑戰一人相撲，真的很推薦。

如同字面的意思，一個人進行相撲。我就是衝著「一人相撲」這句話而想嘗試看看，告訴自己一個人也能勇於挑戰各種事。

首先，火速上網買妥相撲力士的髮髻與兜襠布，以及裁判所需的配備，網路時代還真是便利。順帶一提，「一人相撲」源自愛媛縣大山祇神社舉行的祭祀，寫成「一人角力」（一人角ずもう），意思是人類與神比力氣，結果神贏了。

不少運動中心、綜合體育館和公園都設有相撲場。十一月某天，戴上假髮髻的我踏上都內某處公園的相撲場，進行一人相撲。

那時我對於相撲還不是很了解，所以向大學女子相撲社團尋求協助，學習相撲的基本動作。相撲是神聖的國技，既然要做就要努力做好，畢竟認真對待每件事也是享受獨活的訣竅之一。

那時我學到的相撲動作有「四股踏」、「滑足」、「下手側身摔抛」、「踩步」、「練習身體對撞」等，沒有對手的我獨自練習這些基本動作。

總之，我一個人做著各種看起來有點奇怪的動作，幸好練習用的相撲場位於公園深處，加上四周樹木圍繞，不容易被別人撞見。真是謝天謝地，沒有被懷疑的目光看到。

萬一有人問我在幹嘛，我打算說自己正在練習歡送會要做的表演。

後來回味自己在相撲場上練習時拍的照片，雖然盡是做些看起來很怪的動作，但那時覺得好爽快，覺得自己完全是最厲害的相撲力士。

「一個人玩」需要想像力，就算不會相撲，只要有想像力就行了。

適合這類型的人

★想知道「一人相撲」這句話的真意！

★想扮演相撲力士！

30 一個人投宿愛情賓館

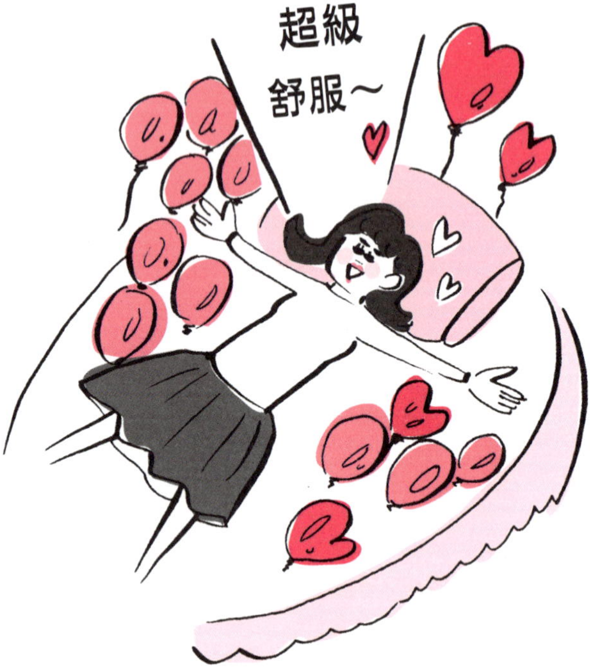

難易度：★★★★★

孤獨度：★☆☆☆☆

時間：住宿一晚　費用：10000 日圓～

備註：有附 DVD 鑑賞券、岩盤浴等，每間旅館的設施都不一樣

在櫃台辦理入住時最緊張！「臉紅心跳獨活」

總覺得「一個人投宿愛情賓館」的難度很高，但其實只要克服走進賓館和在櫃台辦理入住這兩道關卡，接下來就跟一般旅館住宿沒兩樣。

雖然「走進去辦理入住」這道關卡很難克服，但我誠心推薦這項獨活，因為「一個人投宿愛情賓館」有著獨特魅力。

首先值得一提的是，備品種類充足，入浴劑、化妝品、洗髮精與護髮素等一應俱全，和只提供基本備品的商務旅館相比，實在豐富太多了。

此外，浴缸十分寬敞，廁所和洗手台與浴室是分開的。相較於大部分商務旅館的衛浴是一體化設計，愛情賓館幾乎都是廁所和浴室分開。大多數人尋覓新房子時都會要求「廁所和浴室分開」，既然如此，投宿旅館時也要比照辦理才對，不是嗎？

不僅如此，一個人獨占大床更是一大享受，可以舒舒服服地躺成大字形。

除了這些，還能免費泡足湯，有些愛情賓館還有KTV設備。總之，愛情賓館提供了各種娛樂和放鬆的設施，可以盡情享受。

近來有些愛情賓館推出「女子會方案」，雖然規定兩人以上才能預約，但前幾天我試著打電話表示「願意付兩人的費用」，對方就讓我使用女子會方案了。凡事開口問問就對了。如果問我「這真的是女子會嗎？」我會大方回答「是的」。反正只有女子能參加的就是女子會，而且是只有一位參加的女子會。

使用女子會方案「休息」的話，兩人約八千日圓；「住宿」的話，約一萬八千日圓。雖然價格不斐，但有其價值。

女子會方案除了酒水飲料喝到飽之外，還有免費的輕食和甜點。可以租借氣球把房間填滿，盡情玩樂。還可以享受優雅的花瓣浴時光，也可以免費使用美容家電。

步出愛情賓館時，當初那種難為情的心情早就拋到九霄雲外，取而代之的是度過療癒時光的滿足感，以及「一個人也敢去愛情賓館」的自信。

適合這類型的人

★想體驗在設備完善的愛情賓館來一場女子會！

★想成為獨活達人！

小小後記

我從小就是個路痴，直到上高中之前還無法一個人走到車站。每次和同學相約搭電車出遊，就會約在學校對面的雜貨店碰面，反正只要跟著走就行了。我就這樣錯過記路的機會，揮別了國中生活。上了高中後，我開始騎腳踏車上學，情況發生了變化。那時，我不僅能自己去車站，還能看著地圖去遠一點的地方。回想起來，這或許是我人生第一次獨活吧。騎著腳踏車，從位於東京都的家朝北前行，踏進埼玉縣之後便心滿意足地打道回府。我也曾騎車到神奈川縣，跨過縣境便回家了。我享受著這樣的遊戲。我能做到以前做不到的事，感覺世界不斷擴展，真是太有趣了。或許正是因為忘不了這種感覺，我現在依然熱中獨活，去嘗試自己不敢做的事。

這本書要在這裡結束了，但我將繼續在讓我有機會寫這本書的「Let's ENJOY TOKYO」網站連載專欄，活力滿滿地繼續獨活。非常感謝你閱讀到這裡。

朝井麻由美 二〇一九年二月

國家圖書館出版品預行編目 (CIP) 資料

獨活女子的守則 / 朝井麻由美作；楊明綺翻譯 . -- 初版 . -- 臺北市：遠流出版事業股份有限公司 , 2025.02
面； 公分
ISBN 978-626-418-058-0（平裝）

1.CST：人生哲學 2.CST：生活方式

191.9 113018716

生活風格126

獨活女子的守則

作者／朝井麻由美
內頁插畫／阿部靜江
翻譯／楊明綺

編輯四部
總編輯／王秀婷
執行主編／洪淑暖
行銷企劃／游雅君
封面設計／曲文瑩
內頁排版／菩薩蠻電腦科技有限公司

發行人／王榮文
出版發行／遠流出版事業股份有限公司
104005 台北市中山北路一段 11 號 13 樓
郵撥／ 0189456-1
電話／ (02)2571-0297 傳真／ (02)2571-0197
著作權顧問／蕭雄淋律師

ISBN 9786264180580
2025 年 2 月 1 日 初版一刷
售價新臺幣 380 元（缺頁或破損的書，請寄回更換）